神经眼科实例图解

主　审　江　冰

主　译　欧阳平波　张　娴　张馨予　谢犁犁

中南大学出版社
www.csupress.com.cn
·长沙·

著作权合同登记号：图字 18-2024-308

First published in English under the title
Neuro-Ophthalmology：Illustrated Case Studies
by Desmond P. Kidd
Copyright © Springer-Verlag London Limited，2017
This edition has been translated and published under licence from
Springer-Verlag London Ltd.，part of Springer Nature.

图书在版编目（CIP）数据

神经眼科实例图解 ／（英）德斯蒙德·P.基德
（Desmond P. Kidd）主编；欧阳平波等主译. --长沙：
中南大学出版社，2024.9.
ISBN 978-7-5487-5990-4

Ⅰ. R774-64
中国国家版本馆 CIP 数据核字第 2024AP8966 号

神经眼科实例图解
SHENJING YANKE SHILI TUJIE

（英）德斯蒙德·P.基德 （Desmond P. Kidd） 主编
欧阳平波 张 娴 张馨予 谢犁犁 主译

□出 版 人	林绵优		
□责任编辑	孙娟娟		
□责任印制	唐 曦		
□出版发行	中南大学出版社		
	社址：长沙市麓山南路	邮编：410083	
	发行科电话：0731-88876770	传真：0731-88710482	
□印 装	广东虎彩云印刷有限公司		

□开 本	889 mm×1194 mm 1/16	□印张 12.75	□字数 385 千字	
□版 次	2024 年 9 月第 1 版	□印次 2024 年 9 月第 1 次印刷		
□书 号	ISBN 978-7-5487-5990-4			
□定 价	198.00 元			

图书出现印装问题，请与经销商调换

编 译 委 员 会

◇主　审
　　江　冰　中南大学湘雅二医院

◇主　译
　　欧阳平波　中南大学湘雅二医院
　　张　娴　中南大学湘雅二医院
　　张馨予　中国人民解放军总医院
　　谢犁犁　中南大学湘雅二医院

◇译　者（按姓名拼音首字母顺序排列）
　　陈碧玥　中国人民解放军总医院
　　段向巍　中南大学湘雅二医院
　　蒋继宽　首都医科大学附属北京同仁医院
　　刘静远　中南大学湘雅二医院
　　欧阳平波　中南大学湘雅二医院
　　苏嘉傲　中南大学湘雅二医院
　　王　迁　湖南省职业病防治院
　　谢犁犁　中南大学湘雅二医院
　　杨　佳　湖南省儿童医院
　　杨　薇　中南大学湘雅二医院
　　张　娴　中南大学湘雅二医院
　　张馨予　中国人民解放军总医院
　　邹京伶　首都医科大学附属北京同仁医院

译 者 前 言

神经眼科学是眼科学的一个分支，是综合了眼科、神经内科、神经外科、耳鼻喉头颈外科、内分泌科、风湿免疫科、医学影像科等多个专业的一门交叉学科，主要涉及视路、瞳孔、眼球运动及神经系统疾病等。在眼科的临床工作中，我们经常会接触到有着复杂临床表现的神经眼科疾病患者。我国神经眼科学的发展历史尚短，加上神经眼科学是一门多专业交叉的学科，因此神经眼科疾病通常比一般的眼科疾病更容易误诊、漏诊。此外，从业人员不多且大部分集中在大型医院，导致患者求医困难，部分病例延误治疗。如何才能让神经眼科的知识以简单有趣的形式得以普及，是我从事神经眼科工作后一直在思考的一个问题。

Neuro-Ophthalmology Illustrated Case Studies 由英国伦敦皇家慈善医院 Desmond P. Kidd 教授编写，其编写的形式类似于我们日常的病例报告，在此基础上针对性地进行临床思路的探讨，同时也涉及治疗。这种编写形式易于被神经眼科入门级医生或者眼科其他亚专科医生接受，比较符合我国目前神经眼科的发展现状，因此我们将该书翻译出来，希望通过病例报告这种临床医生喜闻乐见的轻松方式普及神经眼科知识。不过，该书病例报告的编写形式就像医生之间日常的交流，措辞上欠严谨，有些常用检测值甚至没有附带单位。在翻译过程中，我们已经结合上下文以及参考文献，尽量做到准确翻译且兼具易读性，以符合日常临床工作中的中文表达习惯。此外，书中涉及的部分疾病的发病机制、诊疗要点在英文原版出版后的这几年也有了新的进展，甚至一些医学术语的使用也发生了些许变化，但这并不影响我们从中学习神经眼科疾病的临床诊疗思路，这正是我们要从这本书里学习的主要内容。另外，译者才疏学浅，如有不对之处，敬请指正！

感谢中南大学出版社的大力支持，使本书得以顺利出版！

江冰

2024 年元旦

前　言

  本书不是一本教材，而是一份寓教于乐的临床病例汇总。医生们常认为神经眼科需要进行额外的学习来理解和认识，所以神经病科医生和眼科医生在接触它时常心怀忧惧，但事实证明，它不仅相当简单，而且非常迷人和刺激。因此，本书的目的是让读者通过一些临床案例轻松地了解这些额外知识，而不需要花费数小时的时间进行特别学习。书中给出的每一个案例都源自现实场景，首先是病史和体查，然后给出时间思考，再进行分析讨论。书中给出了案例的结果，并在必要时进一步停顿，让读者在给出结果前反思前文所提供的信息。每一个案例结束时，我们会简明地总结要点，便于读者理解发病机制和治疗方法的相关知识。

  本书共给出了 50 个真实、未经更改的案例，这些案例或是非常有趣，或是可作为临床、放射学或病理学研究的良好例证，并能够引导读者综合地了解神经眼科学的各个主题。我们以眼眶为出发点，采用了逆向思维。书本附录给出了一些可供参考的背景信息，以及关于如何最佳地开展神经眼科检查的建议。

  在此，我要感谢 Springer Verlag 出版团队，尤其是 Joanna Renwick。该项目偶然从原本的多作者合作变成了由一名神经眼科医生独自承担，Joanna 在繁忙的临床工作之余仍然保持工作热情，并表现出高度的耐心和责任心。

Desmond P · Kidd

目 录

第一部分

眼眶和眼肌

病例 1

【病史】

患者,女,47岁,因左眼无痛性视力下降2周于当地医院急诊就诊,不伴随其他症状。既往右眼因先天性弓形虫病视力一直很差。无复视。头部MRI扫描显示未见异常。故患者转诊至神经眼科。

患者的病史只有一点值得注意,她长期每天服用卡马西平1200 mg控制癫痫,目前病情控制良好。患者无其他症状,系统询问亦无阳性发现。

【体查】

右眼中心视力为6/36(与之前相同),左眼为6/36。色觉右眼正常,左眼降低为6/17。左眼存在2 mm轴性突出。双眼球各方向运动正常,但有小度数外隐斜,视远处-12 L/R,视近处-18 L/R。双眼屈光间质清晰,视盘正常。右眼有与先前的弓形虫病一致的黄斑瘢痕。左眼视野缺损(图1.1a)。

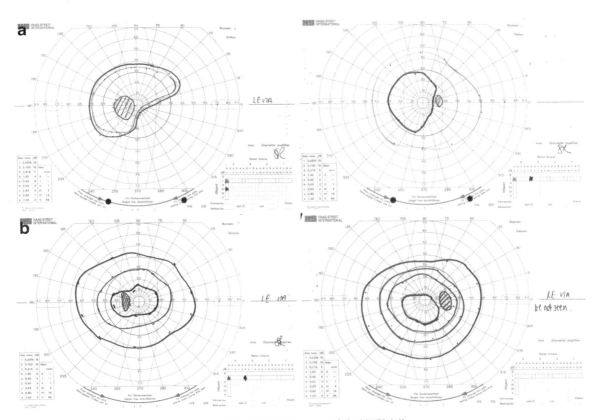

(a)治疗前双侧视野缩小;(b)治疗后视野改善。

图 1.1 Goldman 视野

【临床评估】

本例为急症。患者的复视问题日益严重，原来视力正常的眼睛也出现了视力下降。眼球突出提示病灶很有可能位于前部，视神经病变的发展提示眼眶受压。常见眼眶病变的病因见表1.1所示。本例亚急性起病并不断恶化，因此炎症、感染和肿瘤可能性最大。常规的头部MRI扫描只有一两张眼眶轴向剖面图，因此不足以评估眼眶疾病，眼眶疾病的判断还需要冠状面和矢状面眼眶图像（图1.2）。

患者即刻行血液和影像学检查后，于同日入院接受下述治疗。

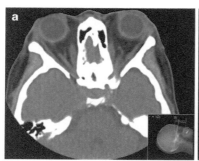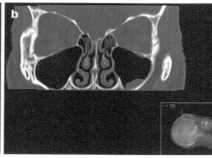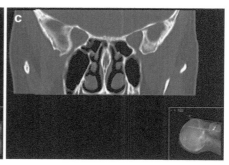

（a,b）显示两侧直肌增大引起对称性双眼眼球突出，其未向前延伸波及肌腱，而是向后延伸造成拥挤；（c）显示在两侧的眶尖位置，左侧更严重，可见视神经受压，眶隔脂肪内可见炎性变化，泪腺未见肿大，眼上静脉未见扩张。

图1.2 眼眶CT扫描：冠状位和轴位扫描

【进一步诊疗】

血常规和生化检查均正常。血沉（ESR）为9 mm/h，C反应蛋白（CRP）为3 mg/L。甲状腺功能正常。

眼眶CT扫描明显可见眶内直肌增大，导致左眼眼球突出以及左侧视神经在眶尖处受压，斜肌和肌腱都未受影响（表1.1）。这些扫描结果与甲状腺相关性眼病的表现一致。随后又发现，患者甲状腺过氧化物酶抗体升高，为556 IU/mL（正常值为0~99 IU/mL）。

患者接受了大剂量静脉注射类固醇（甲基强的松龙总量5 g）。左眼视力在2天内持续恶化，随后改善并稳定在6/24。1个月后，患者转诊进行为期21天的放射治疗，总剂量25 Gy，分15次完成。治疗后患者左眼视力提高至6/9，色觉正常，视野扩大（图1.1b）。

【讨论】

甲状腺相关性眼病是一种炎症性疾病，是T细胞介导的免疫应答引起眼肌和眶脂肪的炎症。亚急性眼球突出可导致眼球运动受限、眼睑退缩、眼干伴刺激感、流泪和眼红等症状[1-3]。如果不加以治疗，病情就会发展为慢性，引起眼肌纤维化、永久性的活动受限和眼肌萎缩[3]。

所有患者体内都有抗促甲状腺素受体抗体，抗体水平与Graves病和甲状腺皮肤病的临床特征以及不良预后有关[4]。约5%甲状腺相关性眼病患者的甲状腺功能正常，如同本病例一样，这与抗促甲状腺素受体抗体效价较低有关。

该病的严重程度与吸烟患者对免疫抑制应答较差明确相关，也与吸烟的严重程度明确相关。

有实验数据显示眼眶成纤维细胞可表达促甲状腺素受体抗原，但有关眼眶炎症发展成Graves病的原因仍不清楚[4]。

治疗方法包括使用大剂量皮质类固醇，连续口服或短时间内使用大剂量静脉注射类固醇（作者更倾向于后者），以及接受眼眶放射治疗[5-7]。也有证据表明，两者结合应用会更有效[5]。目前，有些新疗法正在试验中，包括阻断IL-1、IL-6和TNFα的生物疗法，以及用利妥昔单抗去除B细胞[4]。如果上述疗法无效，则需要进行眼眶减压手术，当然这只是少数情况[5,6]。

表1.1　常见眼眶病变

血管	毛细血管瘤；海绵状血管瘤；淋巴管瘤；眼眶静脉曲张；动静脉畸形；颈动脉海绵窦瘘
迷芽瘤和囊肿	皮样囊肿；表皮样瘤；脑脊膜膨出；脑疝
炎症	鼻窦黏液囊肿；泪腺炎；眼眶肌炎；原发性眼眶炎性疾病；甲状腺眼眶病变
肿瘤	泪腺瘤；第V神经鞘瘤；视神经鞘脑膜瘤；视神经胶质瘤；蝶骨嵴脑膜瘤；横纹肌肉瘤；淋巴瘤
转移癌	血源性；直接浸润；如黑素瘤、鳞状细胞癌
感染	眼眶蜂窝织炎；脓肿

数据来源于参考文献第1、2条[1, 2]。

参考文献

[1] Rose GE, Verity D. Orbital disease. In: Kidd DP, Biousse V, Newman NJ, editors. Neuro-ophthalmology. Philadelphia: Butterworth Heinemann Elsevier; 2008. p. 82-8.

[2] Rose GE, Verity D. Neuro-ophthalmology of orbital disease. In: Kennard C, Leigh RJ, editors. Handbook of neurology; neuro-ophthalmology. 102nd ed. Amsterdam: Elsevier BV; 2011. p. 479-81.

[3] Utiger RD. Pathogenesis of Graves' ophthalmopathy. N Engl J Med. 1992; 326: 1172-3.

[4] Bahn RS. Graves' ophthalmopathy. N Engl J Med. 2010; 362: 726-38.

[5] Prabhu RS, Liebman L, Wojno T, Hayek B, Hall WA, Crocker I. Clinical outcomes of radiotherapy as initial local therapy for Graves' ophthalmopathy and predictors of the need for post-radiotherapy decompressive surgery. Radiat Oncol. 2012; 7: 95.

[6] Matthieson C, Thompson JS, Thompson D, Farris B, Wilkes B, Ahmad S, Herman T, Bogardus Jr C. The efficacy of radiation therapy in the treatment of Graves' orbitopathy. Int J Radiat Oncol Biol Phys. 2012; 82: 117-23.

[7] Hahn E, Laperriere N, Millar AM, Oestreicher J, McGowan H, Krema H, Gill H, DeAngelis D, Hurwitz J, Tucker N, Simpson R, Chung C. Orbital radiation therapy for Graves' ophthalmopathy: measuring clinical efficacy and impact. Pract Radiat Oncol. 2014; 4: 233-9.

病例 2

【病史】

患者，男，37岁，因持续性复视伴右眼轻微眶周疼痛6天于急诊室就诊。患者有水平复视，向右侧注视时复视更明显。患者病情未见加重，但在入院前一天，出现右眼无痛性视力下降，呈整体模糊，不伴眼球运动痛；左眼视力正常。

患者无全身症状，无病毒感染史，无前驱神经症状，未接受过常规治疗。工作环境为办公室环境，近一年无外出旅游。

【体查】

高级认知功能正常。右眼中心视力为6/12 N8 3/17，左眼为6/5 N5 17。右眼轻度相对性传入性瞳孔障碍，右眼小范围轻度中心视野缺失。水平注视时，右眼眼球运动受限，且有轻微的右眼外直肌无力。无其他异常的神经病学体征。

未见发热，全身系统检查正常。

【临床评估】

该37岁患者表现为单眼疼痛、复视和视力下降，提示眼眶内可能有单发病灶。体查结果显示有视神经病变和第Ⅵ对脑神经病变(或外直肌受限)的迹象。眼眶病变的征象包括复视和视神经病变，通常还伴有眼球突出。本病例为初发，所以病变尚未过度发展，占据的空间不大。眶尖病变的体征包括上述所有症状，以及三叉神经眼支病变(附录3)。

该患者病史较短，临床表现为亚急性综合征，所以病因初步应考虑感染性、炎性和肿瘤性，其中首先应考虑眼眶蜂窝织炎、甲状腺相关性眼病、眼眶炎性疾病、淋巴瘤和远处转移瘤。

【检查】

血液检查正常：ESR为6；白细胞计数未见增多；CK、ACE和免疫球蛋白均正常；甲状腺功能正常；甲状腺过氧化物酶和乙酰胆碱受体抗体均呈阴性；ANCA呈阴性。

MRI扫描显示右眼的内、外直肌增大而肿胀(图2.1)，腱鞘亦被累积，眼上静脉充盈，故而导致眼球突出。

脑脊液(CSF)检查正常。

耳鼻喉(ENT)检查鼻腔后部未见异常。毛霉菌病、曲霉菌和囊尾蚴虫病的血清学测试均呈阴性。

【治疗】

检查期间，患者视力下降至6/24。右眼外直肌活检显示淋巴细胞浸润，但未见肉芽肿和血管炎。予甲泼尼龙总量3 g静脉注射治疗，并在随后超过8个月内一直坚持口服类固醇，剂量递减。之后，临床症状和MRI异常均恢复正常，患者身体良好。

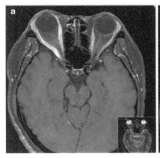 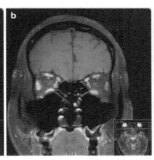 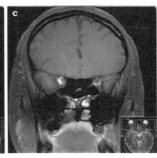 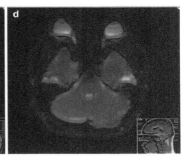

(a，b，c)显示右眼球稍突出，右眼内、外直肌增大，表现为高信号，同时累及肌腱附着端，双眼其他肌肉未见明显变化；眼静脉明显扩张；视神经鞘复合体也显示为高信号；眼眶表观弥散系数图。(d)显示右眼外直肌扩张受限。

图 2.1　注射造影剂后的轴位和冠状位 T1 加权像

【讨论】

疼痛、复视和视力下降都是眼眶疾病的重要临床表现。该患者的临床表现与病例 1 相似，只是病例 1 的患者由于长期的黄斑病变，没有注意到复视，两者的病情发展方式相同。

血液检查和血清学试验均提示没有全身疾病或感染，甲状腺和乙酰胆碱受体抗体均呈阴性。CSF 检查未见炎性或感染性脑膜炎迹象，ENT 检查未见鼻咽癌（与白种人相比，鼻咽癌在黄种人中更常见）和并发的感染性鼻窦疾病。

影像学显示为单眼病变，眼眶内容物因肌肉增大而受压，导致眼球突出和眼上静脉充血，同时眶尖神经受压引起视神经病变。另外，肌腱受累，提示其不是甲状腺相关性眼病（见病例 1）。

眼眶蜂窝织炎不常见，且多发于有鼻窦感染的儿童，在出现视力下降之前很难确诊[1]。研究发现，MRI 检查采用弥散加权成像（DWI）序列时，图像的亮度递减顺序依次为：感染、炎症、淋巴瘤[2]。尽管如此，依靠影像学来区分眶内感染、炎症或恶性肿瘤并不可靠。

多种生理病理过程都有可能引发眼眶炎性疾病（表 2.1）[3, 4]。甲状腺相关性眼病是最常见的一种，其眼肌和眶脂肪被炎性浸润（其中眼肌浸润典型的是直肌浸润，而非斜肌，且不累及肌腱附着端），引发眼球突出、眼外肌无力和运动受限。如果眶尖压力增高累及视神经，则还会引发视神经病变。

表 2.1　眼眶炎性疾病的鉴别诊断

特发性眼眶炎性疾病
结节病
肉芽肿性多血管炎（GPA）
Erdheim-Chester 病
Churg-Strauss 综合征
系统性红斑狼疮（SLE）
Sjogren 综合征
结节性多动脉炎
Crohn 病、硬皮病相关性眼眶病
巨细胞动脉炎
肿瘤：淋巴瘤，转移性白血病和淋巴瘤，转移性上皮疾病和黑素瘤，横纹肌肉瘤
感染：外伤或手术直接引发的鼻旁窦和牙齿感染

结节病、肉芽肿性多血管炎（GPA）（原名 ANCA 阳性血管炎）等肉芽肿性炎症疾病和 Churg-Strauss 综合征也与眼眶炎症相关。更罕见的 Erdheim-Chester 病（组织细胞出现炎症）和眼眶纤维化病变（炎症浸润导致明显纤维化）也可能导致眼病。

近来有观点认为迄今尚未完全了解的 IgG4 相关疾病与眼眶炎症相关,尤其是与泪腺受累相关。IgG4 相关疾病是一种系统性疾病,可导致肝脏、胰腺、甲状腺、肾脏和肺等多种组织出现炎症和纤维化[4,5]。最近的一篇综述[4]指出,在该疾病患者中,有 60% 的人有单纯的泪腺疾病或相关的淋巴结病以及和(或)唾液腺受累(Mickulicz 综合征),25% 的人则有眼外肌疾病和眶内其他软组织受累,眼眶 MRI 常见眶下神经增粗。

IgG4 相关疾病患者的 CT、MRI 等影像学检查可显示病变特征,FDG-PET 显示浓聚灶。病理学检查显示淋巴细胞、浆细胞和大量嗜酸性粒细胞的强烈炎性浸润,并常见纤维化,免疫染色显示大量 CD20 阳性 T 细胞和 IgG4 染色丰富的浆细胞[6]。

治疗方法为使用皮质类固醇,对于复发或治疗无效患者,则另使用免疫抑制剂。据报道,利妥昔单抗在治疗重症患者方面效果良好。

目前眼眶肌炎被认为是一种不常见的亚型[7],占该疾病亚型的 8%。患者表现为眼眶疼痛和复视,随后出现眼球突出。与上下直肌或斜肌相比,内外直肌更容易受到影响。80% 的成年患者表现为单眼受累,儿童则多为双眼受累。

参考文献

[1] Murphy C, Livingstone I, Foot B, Murgatroyd H, MacEwen CJ. Orbital cellulitis in Scotland: current incidence, aetiology, management and outcomes. Br J Ophthalmol. 2014; 98: 1575-8.

[2] Kapur R, Sepahdari AR, Mafee MF, Putterman AM, Aakalu V, Wendel LJ, Setabutr P. MR imaging of orbital inflammatory syndrome, orbital cellulitis, and orbital lymphoid lesions: the role of diffusion-weighted imaging. AJNR. 2009; 30: 64-70.

[3] Gordon LK. Orbital inflammatory disease: a diagnostic and therapeutic challenge. Eye. 2006; 20: 1196-206.

[4] Rosenbaum JT, Choi DS, Wilson DJ, Grossniklaus HE, Sibley CH, Harrington CA, Planck SR. Molecular diagnosis of orbital inflammatory disease. Exp Mol Pathol. 2015; 98(2): 225-9. epub Jan 14.

[5] Lindfield D, Attfield F, McElvanney A. Systemic immunoglobulin G4 (IgG4) disease and idiopathic orbital inflammation: removing "idiopathic" from the nomenclature? Eye. 2012; 26: 623-9.

[6] McNabb AA, McKelvie P. IgG4-related ophthalmic disease part II: clinical aspects. Ophthal Plast Reconstruct Surg. 2015; 31(3): 167-78. epub Jan 5.

[7] Fraser CL, Skalicky SE, Gurbaxani A, McCluskey P. Ocular myositis. Curr Allergy Asthma Rep. 2013; 13: 315-21.

病例 3

【病史】

患者，女，56 岁，因左眼眼周及后部胀痛 2 年由当地的神经科医生转诊，病情逐渐加重，有时患者夜间难以入睡，近期出现间歇性复视。

当地医院神经科和眼科的检查均显示正常，血液检查包括乙酰胆碱受体抗体均正常，ESR 为 17 mm/h。头部 MRI 扫描报告正常。单纤维肌电图（EMG）显示额肌未见异常。

值得注意的是患者既往有 2 型糖尿病，平日控制饮食，无高血压病史，无外伤史。

【体查】

双眼视力 6/6，色觉正常，双侧瞳孔对光反应对称，视野正常。斜视检查显示左眼下直肌轻微反应不足（6 度）。眼球突出 3mm，眼睑浮肿。左眼结膜充血。除轻度对称性睑缘炎外，眼部其余检查正常。视盘正常，视网膜静脉未见充血。

【临床评估】

该患者头部 MRI 扫描显示正常，对此存疑，因此申请复核。由于其病史为典型的眼眶肿块性疾病，因此可考虑以下病因：甲状腺相关性眼病（见病例 1）是一个常见病因，可表现为单侧或双侧明显不对称；眼眶海绵状血管瘤在女性群体中较为常见且与该病例临床表现贴合；在该临床背景下，蝶骨区脑膜瘤（见病例 24）也很常见，尤其是中年女性群体；患者病史较长，炎症病因（如特发性眼眶炎性疾病）、感染病因（如黏膜囊肿或脓腔）以及转移性疾病的可能性不大；如果 MRI 没有显示肿块性病变，则考虑不常见的血管性病因（如眼眶静脉充血）。

【检查】

进一步 MRI 检查显示左眼眼球突出，左侧眼的内、外、上直肌增大，左侧颅中窝内可见静脉扩张（图 3.1）。

CT 检查显示该区域显示无骨质侵蚀和钙化。

动脉血管造影显示多个颈外动脉分支形成瘘管，其中有高流量硬脑膜动静脉回路，静脉回流至上矢状窦和大脑深静脉（图 3.2）。

行双侧主枕动脉支流 Onyx 栓塞术，患者病情有所改善。由于其他瘘管仍存在，因此患者在神经血管诊所进行监测。

【讨论】

硬脑膜颈动脉海绵窦瘘是发生在海绵窦、颈内动脉和（或）颈外动脉的硬脑膜支血管的获得性动静脉畸形。任何年龄段的人都有可能患病，但中年或老年女性群体更为常见。该病症与怀孕、动脉粥样硬化、高血压、Ehlers-Danlos 综合征和创伤（包括外科手术）有关。据认为，该病症起因于海绵窦血栓形成后侧支静脉流出增加。临床症状取决于分流压力，以及静脉流出在前或后还是二者兼有[1]。

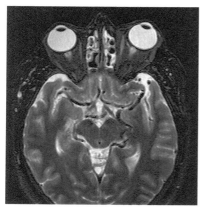

眼眶 MRI 轴位 T2 加权图像示左眼直肌增大，左眼轴性突出，颞侧静脉增粗，向后延伸至脑干。

图 3.1 眼眶 MRI 轴位 T2 加权图像

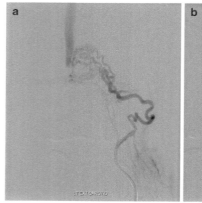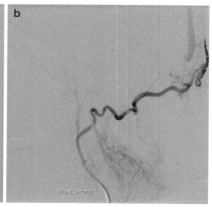

（a）（b）：动脉造影显示自颈外动脉延伸出许多瘘管，静脉扩张。

（皇家慈善医院和国立神经和神经外科医院，神经系放射学顾问 Peter Cowley 医生供图）

图 3.2 动脉造影

后排瘘管：在这种情况下，眼眶内静脉压不会增加，且这类瘘管引流至岩上窦和岩下窦，通常没有症状。但也有一些罕见并发症的报道，原因可能是静脉充盈，导致独立的三叉神经和面部神经病变，以及眼部运动神经麻痹[即Ⅲ、Ⅳ和（或）Ⅵ]；由于其病情可能为急性，伴有头痛，累及瞳孔，因此推测可能是后交通动脉瘤所致。另外，脑干静脉充血和脑出血也有报道[1]。

有时血流发生变化，引流以前路为主，其临床症状也会改变。

前排瘘管：瘘管引流至眼上和眼下静脉，导致眶内静脉充血，其压力低于海绵窦段颈内动脉瘤并发的颈内动脉-海绵窦瘘（见病例23），因此临床表现为亚急性且通常为慢性。此时患者有结膜充血，如果其外观呈螺旋形，则为特异性体征[2]，可能伴眼睑水肿和眼球突出。此外，患者可能发展为闭角型青光眼及静脉瘀滞性视网膜病变，伴有"斑点和印迹"样视网膜出血，脉络膜渗漏、褶皱和脱离，以及视盘水肿。

正如本病例所示，MRI 和 CT 血管造影并不一定能确诊该疾病，通常只有颈内、颈外动脉导管血管造影能够显示病变。

20%～50%患者的症状可自然消退，或在导管血管造影后消退，或者在航空飞行时压力改变后消退[3]。另外，如果存在威胁视力的静脉瘀滞性视网膜病变、视网膜中央静脉阻塞和青光眼，可行血管内治疗。

参考文献

［1］ Miller NR. Carotid-cavernous sinus fistulas. In：Miller NR, Newman NJ, editors. Walsh and Hoyt's clinical neuro-ophthalmology. 6th ed. Philadelphia：Lippincott Williams and Wilkins；2005. p. 2283-93.

［2］ Miller NR. Dural carotid-cavernous fistulas：epidemiology, clinical presentation and management. Neurosurg Clin N Am. 2012；23：179-92.

［3］ Liu HM, Wang YH, Chen YF, Cheng JS, Yip PK, Tu YK. Long-term clinical outcome of spontaneous carotid cavernous sinus fistulae supplied by dural branches of the internal carotid artery. Neuroradiology. 2001；43：1007-14.

病例 4

【病史】

患者，女，89 岁，因复视就诊于当地眼科。患者左眼外展受限，其他检查未见明显异常，因其高龄且患有高血压病，故考虑复视由微血管病变造成。起初患者症状有好转迹象，但不久后出现眼周痛。3 个月后，患者病情加重，且左眼视力逐渐丧失遂转诊至皇家慈善医院神经眼科。

【体查】

左眼球突出。右眼视力 6/12，色觉正常；左眼视力为手动。左眼视盘苍白。左眼完全性上睑下垂，同侧瞳孔扩大，无对光反射及调节反射。左眼只能稍向下方运动，其余方位均不能运动。

左侧前额感觉受损，角膜反射缺失。

【临床评估】

该老年女性患者出现了发展迅速的痛性眼肌麻痹，伴眼球突出和视力下降，第 Ⅲ 和第 Ⅵ 对脑神经也有受累，第 Ⅳ 对脑神经仍有功能。眼球突出提示眶内或者眶尖处存在前位病变。

肿瘤性病因需要考虑继发性肿瘤和淋巴瘤，但如果是蝶骨嵴脑膜瘤等生长缓慢的病变，患者症状不会发展如此迅速，也不会伴这种程度的神经性疼痛。血管性病因，如高流量型颈动脉海绵窦瘘，会伴有结膜水肿和视网膜静脉充血。炎性病变，如特发性眼眶炎、甲状腺相关性眼病和结节病，不太可能发生在该年龄段。发生在该年龄段的巨细胞动脉炎可能伴疼痛、视力下降和眼肌麻痹，但不会出现眼球突出。当然也应该考虑鼻窦感染引起的眼眶蜂窝织炎，但此类疾病相较而言更具亚急性特征，其病史应该比该病例的 3 个月病史更短一些。

因此最可能的是肿瘤性病因，然而在血液检查（包括 ESR）后进行的影像学检查未见明显相关提示。

【检查】

MRI 检查显示眶尖增强型病变，病灶沿眼眶上侧及三叉神经眼支向前延伸，向后累及海绵窦，深入 Meckel 腔（图 4.1）。

左眉弓区的详细体查提示疑有皮肤病变，因此在皮肤科诊所进行了活检。

组织学检查显示为中度分化鳞状细胞癌（图 4.2）。

患者于皮肤科接受了姑息性放射治疗。

【讨论】

在所有类型的眼周肿瘤中，鳞状细胞癌（SCC）占比为 5%~10%。SCC 与年龄增长、白皙肤色、长时间日晒、男性（职业原因造成的阳光照射）、慢性皮肤损伤（溃疡）、某些遗传性皮肤病（着色性干皮病、白化症）以及器官移植后的免疫抑制有关。SCC 可造成局部组织受损，并可通过淋巴、血行和神经周围途径扩散。

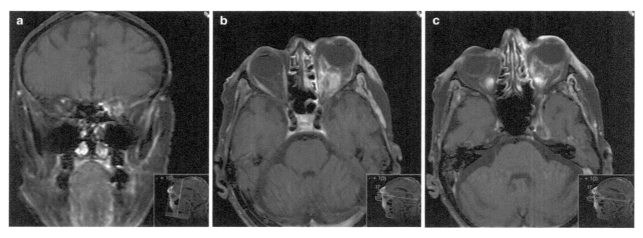

钆增强核磁共振 T1 加权像示冠状位(a)和轴位(b，c)示眶内侧壁有增强组织，沿左眶上神经向后延伸至眶尖，并深入 Meckel 腔。

图 4.1　钆增强核磁共振 T1 加权像

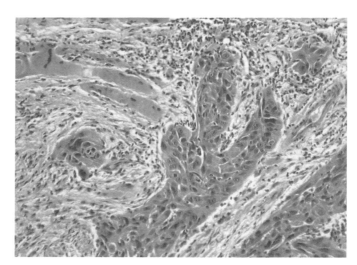

组织病理学可见浸润于肌纤维的中分化鳞状细胞癌细胞巢(苏木精和伊红染色)。
(该图片由皇家慈善医院组织病理学顾问 Nigel Kirkham 医生提供，经许可复制于 Koukkoulli
等人发表的该患者的病例报告[6])。

图 4.2　组织病理学

　　由于第 V 及第Ⅶ对脑神经广泛的皮下分布，神经周围侵犯（PNI）可进入眼眶和颅内腔，并常沿第 V 对脑神经和第Ⅶ对脑神经发生。额部由于眶上神经提供的丰富供应，尤其容易受累。眼周鳞状细胞癌 PNI 的发生率为 4%～8%，其发生与病变的复发、组织的低分化特征及病灶大于 2 cm、深度超过 4 mm 有关[1, 2]。

　　60%～70% 的 PNI 早期无症状，一般直到眼眶和海绵窦受累后才引起怀疑。神经影像学检查通常无法检测到神经周围扩散，研究表明非增强 MRI 和 CT 的敏感性低至 76%[3]。增强 MRI 可见神经增粗、颅底孔扩大、脂肪层消失、假囊性肿块及海绵窦侧壁凸出。

　　有研究收集了 21 例患者，其中男性占多数，前额和眉弓区是最常见的 SCC 并发 PNI 的原发部位，皮损往往大于 2 cm。从原发病灶切除到出现 PNI 临床症状，平均时长为 2 年。许多患者在眼眶受累之前就有三叉神经感觉减退。一旦肿瘤扩散至眶尖并突破眼眶，其治疗方法为姑息治疗。在该系列患者中，从出现 PNI 到继发性疾病死亡，中位时间为 3 年[4]。尽管没有证据表明放射治疗有效，但放射治疗依然是被采取的治疗方法(如本例)[5]。

参考文献

［1］ Limawararut V, Leibovitch I, Sullivan T, Selva D. Periocular squamous cell carcinoma. Clin Experiment Ophthalmol. 2007；35：174-185.

［2］ Esmaeli B, Ahmadi MA, Gillenwater AM, Faustina MM, Amato M. The role of supraorbital nerve biopsy in cutaneous malignancies of the periocular region. Ophthal Plast Reconstr Surg. 2003；19：282-286.

［3］ Bower JD, Sullivan TJ, Whitehead KJ. The management of perineural spread of squamous cell carcinoma to the ocular adnexae. Ophthal Plast Reconstr Surg. 2003；19：275-281.

［4］ McNab AA, Francs IC, Benger R, Crompton JL. Perineural spread of cutaneous squamous cell carcinoma via the orbit. Clinical features and outcome in 21 cases. Ophthalmology. 1997；104：1457-1462.

［5］ Waxweiler W, Sigmon J, Sheehan D. Adjunctive radiotherapy in the treatment of cutaneous squamous cell carcinoma with perineural invasion. J Surg Oncol. 2011；104：104-105.

［6］ Koukkoulli A, Koutroumanos N, Kidd D. Perineural spread of cutaneous squamous cell carcinoma manifesting as ophthalmoplegia. Neuro-ophthalmology 2015；39：144-146.

病例 5

【病史】

患者，女，45岁，发现上睑下垂并逐渐加重已有2年。其表现为很难睁大眼睛，且在疲惫时出现视力受损，无复视。

患者没有肌无力及其他症状。近来其伴侣发现患者讲话有改变，虽然没有哽噎或反胃，但患者在进食时必须小心，不能大口吃或喝。

患者无其他神经症状，其他方面亦感觉良好。

【体查】

屈光间质正常，视网膜及视盘均正常。双侧对称性上睑下垂，每侧提上睑肌功能为6 mm。双眼球上转受限，水平运动正常。扫视速度降低。

患者面部未见疲软，听力未受损，延髓肌发达，存在构音障碍，喝10 mL水后语音质量暂时稳定，无哽噎或咳嗽。

颈部屈曲无力，但近端和远端肢体肌肉发达。

【临床评估】

该女性患者有双侧上睑下垂、眼球运动障碍，无复视，有声音改变，吞咽和咀嚼稍困难。检查结果示上睑提肌功能差（正常为15~20 mm），扫视速度慢。未见面神经无力，但颈屈肌有些无力。无其他异常体征。

重症肌无力可导致上睑下垂，且常伴有Cogan抽动和疲劳等神经肌肉阻滞现象，眼球运动障碍常伴随有复视，面部也常被累及。

脑干病变，如固有的神经胶质瘤、淋巴瘤等，可能有长束征，而桥小脑角脑膜瘤或第Ⅶ、第Ⅷ对脑神经鞘瘤等轴外肿瘤不会出现对称的体征。炎性病变，特别是原发进展型多发性硬化，也不会表现出这种对称征象，而是常表现为长束征和共济失调。

该患者存在眼肌病的可能性大。因其无复视，且扫视速度慢，这与眼肌病相符。慢性进行性眼外肌麻痹不会累及延髓（见病例7），Kearns-Sayre综合征有视网膜色素变性和心脏传导缺陷。面肩肱型肌营养不良和强直性肌营养不良都可能出现明显的面神经瘫痪。

影像学和电生理学检查有助于诊断。

【家族病史】

患者外公晚年时使用过上睑下垂支撑器。患者母亲50多岁时患上睑下垂，后来又出现了严重的吞咽问题，需要使用经皮内镜胃造瘘术PEG喂食管，72岁时死于支气管肺炎。患者舅舅也患有上睑下垂，但舅舅的其他家人都身体良好。

患者的两个兄弟，一个身体状态良好，另一个做过上睑下垂矫正手术，最近又因吞咽问题去看了神经科医生。

患者无子女。

【检查】

生化筛查(包括 CK)正常。乙酰胆碱受体抗体呈阴性。没有进行 EMG 检查,神经遗传学实验室的外周血检查发现 PABPN 1 基因突变。

【讨论】

眼咽型肌营养不良是一种罕见的疾病,由染色体 14q 上编码多聚腺苷酸(A)结合蛋白核 1(PABPN 1)的基因发生丙氨酸扩增突变引起,由此使 PABPN 1 突变体在细胞核内积累,形成不溶性聚合物[1, 2]。法国地区的眼咽型肌营养不良患病率为 1/10000,法裔加拿大人(1/100)和某些犹太群体(1/600)则更为常见[1]。大部分眼咽型肌营养不良属于常染色体显性遗传,部分家族会有隐性遗传,然后到 70 岁时完全外显。眼咽型肌营养不良不产生遗传早现。

患者通常在五六十岁时出现双侧上睑下垂,然后是构音障碍和吞咽困难。血清 CK 很少见升高,EMG 检查显示肌病性电位。

该病病理过程是受影响的肌肉出现退行性变和纤维化。肌肉活检显示营养不良特征,伴成角纤维和纤维类型发生变化,有破碎红纤维和边缘空泡。这些特征在包涵体肌炎等其他肌肉疾病中也存在,所以并不是该病的特征性表现。该病特征性表现是存在由管状细丝组成的核内包涵体,这个特征是其他肌肉疾病所没有的。

这些临床特征在本病例中均有体现:五六十岁时出现双侧上睑下垂,大约 10 年后出现了吞咽问题,之后可能出现了近端肌肉和面部肌肉无力。眼外肌一定程度受累是较为常见的,但罕见完全性眼外肌麻痹。

本病的吞咽障碍与神经性吞咽困难不同。与正常的咽肌相比,纤维性营养不良的咽肌在将食物团块推向食管时效率更低,环咽肌无法放松,导致咽—食管交界处阻塞,固体食物比流质食物更难通过。这种情况下,行环咽肌切开术或扩张术可在短时期内取得良好治疗效果[1, 3],但之后可能复发,需要反复治疗。最近的一项自体成肌细胞植入试验发现,自体成肌细胞植入法疗效可能更持久[4]。

参考文献

[1] Bais B. Oculopharyngeal muscular dystrophy. Handb Clin Neurol. 2011; 101: 181-192.

[2] Trollet C, Gidaro T, Klein P, Butler-Browne G, Lacau St Guily J. Oculopharyngeal muscular dystrophy. GeneReviews(R) (internet) Seattle (WA), University of Washington 2014. 2014.

[3] Coiffier L, Perie S, Laforet P, Eymard B, St Guily JL. Long-term results of cricopharyngeal myotomy in oculopharyngeal muscular dystrophy. Otolaryngol Head Neck Surg. 2006; 135: 218-222.

[4] Perie S, Trollet C, Moully V, Vanneaux V, Mamchaoui K, Bouazza B, Marolleau JP, Lafroet P, Chapon F, Eymard B, Butler-Browne G, Larghero J, St Guily JL. Autologous myoblast transplantation for oculopharyngeal muscular dystrophy: a phase I/IIa study. Mol Ther. 2014; 22: 219-225.

病例 6

【病史】

患者,女,36 岁时出现短时间的复视,3 周后自愈;一年后复发,8 周后又自愈。两年后,右眼出现上睑下垂且逐渐加重,遂于当地神经科就诊。当时的血液检查正常,头部 MRI 扫描也正常,脑脊髓液(CSF)无异常。当时没有给出任何诊断,3 个月后上睑下垂自愈。此后 5 年,她一直状态良好,直到再次出现左眼不完全性上睑下垂。随后,左侧上睑下垂自愈后复发,复发后又自愈,最后发展为完全性且稳定的上睑下垂。患者转诊至神经眼科。

【体查】

左眼完全性上睑下垂,未见额肌活动过度。右眼提上睑肌功能为 16 mm,在正常范围内。左眼上转受限,内直肌轻度无力。没有其他异常神经体征。

【临床评估】

这是一个复杂的病例。病情复发和缓解反复,尤其是复视和上睑下垂的自愈,提示其一定是属于神经-肌肉接头问题。同时,对于这样的完全性上睑下垂来说,单侧发展是罕见的,它应该也以同样不对称的方式发展到另一侧。但是,累及双侧且伴时间差的症状基本不可能由眶尖或者海绵窦病变(如脑膜瘤和垂体腺瘤等肿瘤,结节病和 IgG4 疾病等炎性病变)这样的病因引起,一定是另有病因。

眼肌病,如线粒体细胞病引起的,往往是对称的,复视不常见,因为眼肌瘫痪通常也是对称性的。眼咽型肌营养不良和强直性肌营养不良晚期可能出现上睑下垂和复视,但通常还伴有其他神经症状。这些疾病并不一定有家族史。

【检查】

血液检查正常,CK 未见升高,无乙酰胆碱或甲状腺抗体,无甲状腺功能亢进(甲亢),无肌肉特异性酪氨酸激酶(anti-MuSK)抗体。

已完善眼眶影像学检查,但常规轴位头部扫描不能详细地显示眼眶结构、眶尖和海绵窦。常规轴位头部扫描结果示正常,眼肌大小正常,中脑正常。

EMG 显示四肢复合肌肉动作电位正常,重复刺激时未见衰减。单纤维 EMG 显示仅两侧眼轮匝肌异常,2/3 的肌肉出现抖动,其中一半出现阻塞。

纵隔 MRI 显示胸腺未增大。

【治疗】

该患者考虑重症肌无力可能性最大,乙酰胆碱酯酶抑制剂试验也给出了部分证据。患者的临床症状加重,出现了双侧上睑下垂和眼肌麻痹,Cogan 抽搐阳性,作者推荐升级治疗。患者对低剂量(10 mg)的泼尼松龙反应良好,但随着剂量递减,病情迅速复发。服用咪唑硫嘌呤后,患者出现皮疹。患者对麦考酚酯反应良好,口服 750 mg bid 后所有异常症状都完全消退。自此患者身体状态良好。

【讨论】

重症肌无力是一种自身免疫疾病，大多数（但并非所有）患者体内会生成结合乙酰胆碱受体 α-1 亚基的抗体，进而导致补体介导的部分终板受损，肌纤维对乙酰胆碱刺激的应答能力减弱[1]（图 6.1）。

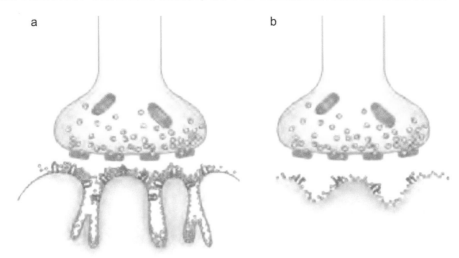

（a）外观正常；（b）乙酰胆碱受体抗体生成并影响功能。

图 6.1　肌肉神经接头示意图

85% 的全身性肌无力患者和 50%~60% 的眼部肌无力患者有乙酰胆碱受体抗体。抗体血浆浓度与疾病严重程度无关。10% 的全身性肌无力患者有肌肉特异性酪氨酸激酶（MuSK）抗体，5% 的血清反应呈阴性[2]。

重症肌无力多发于二三十岁女性，以及七八十岁男性。发病率峰值为 70 余岁。

15% 的患者伴有胸腺瘤，这些患者大多数抗横纹肌抗体为阳性。70% 的患者伴有胸腺增生，胸腺增生多发于较年轻的年龄组。

大多数患者会出现眼部症状。全身性肌无力者在发病后两年内，病情会加重，累及其他肌肉群（四肢和眼球肌）[3]。约 15% 的患者可见眼外肌、上睑提肌、眼轮匝肌无力，但无全身性肌无力。四肢电生理异常不太常见（但也有可能），并且（如上所述）眼型重症肌无力的患者更有可能持续性地存在血清反应呈阴性。

治疗方法如上所述。乙酰胆碱酯酶抑制剂通过提高病变终板的乙酰胆碱浓度而发挥作用，从而增大了终板接受刺激的可能。皮质激素和免疫抑制剂通过改变免疫应答来发挥作用。对于严重的或治疗无反应的患者，可考虑静脉注射免疫球蛋白和血浆置换术。胸腺增生患者可行胸腺切除术消除增生，手术可以大幅减少药物治疗量，而其他方面不受影响。切除胸腺瘤是很重要的，但往往不能让相关神经肌肉疾病的严重程度发生变化[4]，因此英国的神经内科学会最近发表了一套治疗指南[5]。

参考文献

［1］Vincent A. Autoantibodies in different forms of myasthenia gravis and in the Lambert-Eaton syndrome. Handb Clin Neurol. 2008；91：213-227.

［2］Sommer N, Tackenberg B, Hohlfeld R. The immunopathogenesis of myasthenia gravis. Handb Clin Neurol. 2008；91：169-212.

［3］Sanders DB, Massey JM. Clinical features of myasthenia gravis. Handb Clin Neurol. 2008；91：229-252.

［4］Drachman DB. Therapy of myasthenia gravis. Handb Clin Neurol. 2008；91：253-272.

［5］Sussman J, Farrugia ME, Maddison P, Hill M, Leite MI, Hilton-Jones D. Myasthenia Gravis：Association of British Neurologists' management guidelines. Pract Neurol. 2015；15：199-206.

病例 7

【病史】

患者，女，46岁，各方向注视时出现复视，呈垂直分离，且向左看时复视加重。病情逐渐加重，但仅轻微影响到她的阅读，验光师尝试用放大镜矫正，但无效，因此建议她转诊至神经内科。

患者无明显异常，也无伴随的神经系统症状，特别是前庭症状、肌无力、音质变化或吞咽困难等。

【体查】

屈光间质正常。眼部检查和视盘均正常，无上睑下垂。眼球运动水平方向正常，但上转受限。存在左眼高于右眼的上斜视（附录3）。在所有方向上，扫视速度减慢。

无其他异常的神经体征。

【检查和治疗】

患者最初在神经内科接受评估，同时考虑了重症肌无力和甲状腺相关性眼病。血液检查正常，乙酰胆碱受体抗体和甲状腺组织抗体检测均为阴性。

予腾喜龙（一种抗胆碱酯酶药）10 mg测试显示眼位无变化。

眼科斜视检查（图7.1a）显示，在所有方向上近端注视时左眼高于右眼上斜视8度，远端注视则增加至10度。被动牵拉试验表明存在眼球运动受限，而非肌无力（本书附录3）。

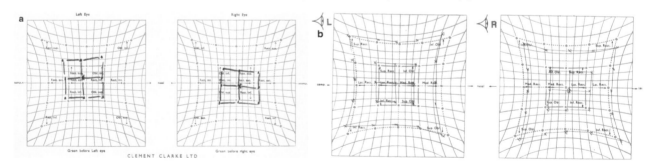

Lees筛查测试图显示1999年（a）及2010年（b）眼运动受限。

图7.1　Lees筛查测试图1999年及2010年

眼眶磁共振扫描示眼外肌变薄（图7.2）。患者转诊至神经眼科。医生对所做的检查进行回顾后，一致认为没有证据表明是甲状腺相关性眼病、肌无力或脑干病变引起的凝视麻痹，相关检查结果没有异常。

神经眼科医生考虑为眼肌病，如果再作进一步检查，诊断结果会更加明确，但需要治疗的可能性不大。患者选择继续监测病情，此后她每年复查一次，病情无明显变化（图7.1b）。

几年间，患者的两个姐妹也来到神经眼科就诊，检查结果均相同。其中一位选择进行肌肉活检，结果显示过多LDH阳性、COX阴性纤维，与线粒体病相符（图7.3）。遗传检测未见致病性线粒体DNA异常突变或缺失。

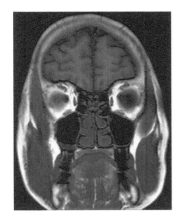

冠状位 FATSAT 图像
示直肌对称性萎缩

图 7.2　MRI

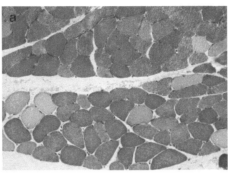
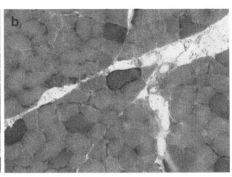

（a）：细胞色素氧化酶染色显示有数个未着色的纤维。虽然老年患者偶尔会因自然衰老而出现未着色的纤维，但以这位患者的年龄来看，未着色纤维的出现频率明显超出了预期水平。
（b）：琥珀酸脱氢酶活性组织化学染色显示纤维分散，边缘着色深，提示周围线粒体累积。这些纤维称为"破碎红纤维"，常见于线粒体异常的患者。
（病理学图像由英国伦敦皇家慈善医院神经学研究所神经病理学顾问医生 Malcolm Galloway 博士供图）。

图 7.3　患者姐妹的肌肉活检

【讨论】

慢性进行性眼外肌麻痹（CPEO）是指眼球运动在各个注视方向上缓慢的、进行性的受限，同时伴有上睑下垂。该病症高度对称，无痛，且很少出现主观复视（因为眼肌麻痹是对称的）。病情严重程度各异，如果眼球能活动，扫视速度就会降低，凭借这一点可将其与重症肌无力和甲状腺相关性眼病变区分开来。慢性进行性眼外肌麻痹可能与其他眼部肌病混淆，如眼咽型肌营养不良、强直性肌营养不良或 MYH2 相关肌病。Miller Fisher 综合征的表征与此类似，但是呈亚急性，伴有或不伴有眼内肌麻痹（睫状体的交感和副交感神经麻痹）。本例有眼肌萎缩，这有助于将其与其他亚急性疾病区分开来，例如甲状腺相关性眼病、重症肌无力和 Miller Fisher 综合征。

慢性进行性眼外肌麻痹是线粒体呼吸链遗传疾病相关的神经系统最常见症状。一些患者仅表现出慢性进行性眼外肌麻痹的病症（如本例家系），而大多数患者还可能继续出现其他神经系统症状，如神经病变、共济失调、痉挛状态、肌病和肌张力障碍。目前尚不清楚有线粒体异常的患者表现出孤立性 CPEO 临床表型的概率，亦不清楚可识别的线粒体或核缺失或点突变的数量（AHV Schapira，个人交流）。CPEO 合并早期视网膜色素变性和心脏传导缺陷称为 Kearns-Sayre 综合征，合并胃肠运动障碍、耳聋和神经症状称为线粒体神经胃肠型脑肌病（MNGIE）。

线粒体 DNA 突变影响呼吸链的功能，如果受累呼吸链的数量达到一定比例，可导致氧化磷酸化过程受损，引起能量供应减少。此外，还可导致自由基合成量增加，最终引发线粒体功能缺陷，进而可能过早地启动凋亡程序[2]。线粒体 DNA 突变可能是单个缺失或点突变，这些缺失或点突变通常是散发的、遗传的线粒体 RNA 或蛋白质编码基因，如 MT-TL1 或与线粒体 DNA 复制的核编码基因（如 POLG、OPA-1 和 SPG7）相关[3]，表明母系遗传家族史。然而到目前为止，虽然骨骼肌活检显示出细胞色素氧化酶缺陷纤维和破碎红纤维（由病变线粒体的肌膜下积聚引起的）镶嵌排列的线粒体病的明确特征，但在大约 50% 的患者中并没有发现基因缺陷。肌肉中线粒体 DNA 缺失是常见的。

最近有研究证明，与遗传性痉挛性瘫痪相关的 SRG-7 基因，其突变也与一种伴小脑性共济失调的 CPEO 有关[5]。

参考文献

［1］Yu-Wai-Man C, Smith FE, Firbank MJ, Guthrie G, Guthrie S, Gorman GS, Taylor RW, Turnbull DM, Griffiths PG, Blamire AM, Chinnery PF, Yu-Wai-Man P. Extraocular muscle atrophy and central nervous system involvement in chronic progressive external ophthalmoplegia. PLoS One. 2013; 8: e75048.

［2］Schapira AHV. Mitochondrial diseases. Lancet. 2012; 379: 1825-1834.

［3］Horga A, Pitceathly RD, Blake JC, Woodward CE, Zapater P, Fratter C, Mudanohwo EE, Plant GT, Houlden H, Sweeney MG, Hanna MG, Reilly MM. Peripheral neuropathy predicts nuclear gene defect in patients with mitochondrial ophthalmoplegia. Brain. 2014; 137: 3200-3212.

［4］Petty RK, Harding AE, Morgan-Hughes JA. The clinical aspects of mitochondrial myopathy. Brain. 1986; 109: 915-938.

［5］Pfeffer G, Gorman GS, Griffin H, Kurzawa-Akanbi M, Blakely EL, Wilson I, Sitarz K, Moore D, Murphy JL, Alston CL, Pyle A, Coxhead J, Payne B, Gorrie GH, Longman C, Hadjivassiliou M, McConville J, Dick D, Imam I, Hilton D, Norwood F, Baker MR, Jaiser SR, Yu-Wai-Man P, Farrell M, McCarthy A, Lynch T, McFarland R, Schaefer AM, Turnbull DM, Horvath R, Taylor RW, Chinnery PF. Mutations in the SPG7 gene cause chronic progressive external ophthalmoplegia through disordered mitochondrial DNA maintenance. Brain. 2014; 137: 1323-1336.

第二部分

视神经

病例 8

【病史】

患者，女，26 岁，就诊于急诊科。自诉在圣诞节前后患上了轻微的流感样疾病，症状有发热、关节疼痛、肌肉疼痛、咳嗽以及头痛。48 小时后患者的症状有所改善，但双眼出现视力模糊。第二天，其病情继续加重，视野中央出现一块区域的视力缺失，导致阅读和人脸识别困难，不伴疼痛。患者既往无神经症状。

【体查】

全身检查正常。

右眼视力 6/9 N10，左眼视力 6/6 N6。色觉识别较慢，但在正常范围内。未见瞳孔不对称。视盘和屈光间质均正常。视野检查证实存在双眼中心暗点（图 8.1）。

其他神经系统检查均正常。

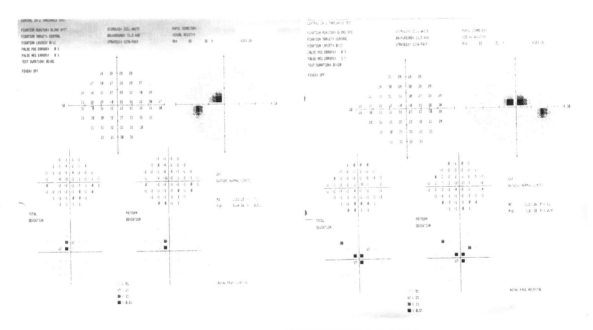

图 8.1　Humphrey 视野显示双眼中心小暗点

【临床评估】

这位年轻女性表现出双眼视觉症状和双侧视神经受累的征象。视野检查显示视神经双侧受累（即双眼视野中线的两侧均被累及），因此由双侧枕极病变而对称性累及视神经的可能性不大。

本例亦有可能为急性脱髓鞘视神经病变；但患者不伴眼部疼痛的症状与之不符（90% 的急性脱髓鞘视神经病变患者在发病时伴有眼部疼痛），且虽然病例系列回顾中双眼发病占 30%，但急性脱髓鞘视神经病变临床更常表现为非对称性发病。表 8.1 列出了双侧亚急性视神经病变的可能病因。应先进行影像学检查排除结构性因素，接着考虑感染性和炎性因素，再通过进一步询问病史考虑营养性、代谢性、遗传性因素。

本例需要进一步检查，查找不常见的病因。

【检查】

全血计数和 ESR 均正常。CRP 为 45。生化检查正常。血清学检查 ANA、ENA、ANCA、磷脂和水通道蛋白- 4(AQP4)均正常。血清 ACE 未升高。胸部 X 线片正常。病毒学检查显示 H1N1 病毒 IgM 阳性，符合猪流感感染。

头部 MRI 扫描正常。

表 8.1　双侧亚急性视神经病变的可能病因

炎症	脱髓鞘病
	结节病
	感染后免疫激活
	视神经脊髓炎
	MOG(髓鞘寡突胶质糖蛋白)抗体相关性视神经炎
	CRION(慢性复发性视神经病)
	结缔组织病，如 SLE、Sjogren 综合征
	白塞氏综合征
感染	结核病
	汉赛巴尔通体
	包柔氏螺旋体
	伯氏疏螺旋体
	梅毒
	病毒性疾病，如 HIV
血管	前、后部缺血性视神经病变
	血管炎，如巨细胞动脉炎、结节性多动脉炎、Churg-Strauss 综合征、肉芽肿性多血管炎
代谢	烟草乙醇性弱视
	甲醇、溶剂
	乙胺丁醇、化疗药物
	B_{12} 缺乏症
	地方性营养缺乏
占位性病变	巨大颈动脉瘤
	鼻旁窦黏液囊肿
	鞍旁区迷芽瘤和囊肿
	鞍旁区脑膜瘤和神经鞘瘤
遗传性疾病	Leber 遗传性视神经病变

患者病情出现自发好转，因此不建议治疗；18 个月后，她的视野得到了改善，尽管仍有少量的残留暗点，但视力并没有受影响。

【讨论】

目前对病毒感染相关的视神经炎认识较多[2]。这类疾病常见于儿童，多累及双侧视神经。前 3 周可出现病毒性前驱症状，随后出现视力下降、疼痛等最常见的临床症状。该病的临床特征与脱髓鞘性视神经炎无明显区别。如果病变累及神经系统的其他部分，还可能出现其他神经症状，引起急性播散性脑脊髓炎(ADEM)；如果 ADEM 患者的大脑未受影响，则 MRI 显示正常。该疾病患者的脊髓液往往呈阳性，其结果显示蛋白和淋巴细胞均增多。大多数情况下，患者恢复良好。目前没有证据表明类固醇可促进恢复[3]。

本病可能并发视神经网膜炎，也可能并发葡萄膜炎、视网膜炎和视网膜血管炎[2]。

关于 H1N1 感染后的视神经炎，目前仅有一篇已发表的报道[4]。另外有研究显示，接种疫苗与 ADEM 和视神经炎相关[5, 6]。

参考文献

[1] Kidd DP, Plant GT. Optic neuritis. In: Kidd DP, Biousse V, Newman NJ, editors. Neuroophthalmology. Philadelphia: Butterworth Heinemann Elsevier; 2008. 140-141.

[2] Brazis PW, Miller NR. Viruses (except retroviruses) and viral diseases. In: Miller NR, Newman NJ, editors. Walsh and Hoyt's clinical neuro-ophthalmology. Philadelphia: Lippincott Williams & Wilkins; 2005. 3115-3322.

[3] Farris BK, Pickard DJ. Bilateral post-infectious optic neuritis and intravenous corticosteroid therapy in children. Ophthalmology. 1990; 97: 339-345.

[4] Lai CC, Chang YS, Li ML, Chang CM, Huang FC, Tseng SH. Acute anterior uveitis and optic neuritis as ocular complications of influenza A infection in an 11 year old boy. J Pediatr Ophthalmol Strabismus. 2011; 6: 48.

[5] Lapphra K, Huh L, Scheifele DW. Adverse neurologic reactions after both doses of pandemic H1N1 influenza vaccine with optic neuritis and demyelination. Pediatr Infect Dis. 2011; 30: 84-86.

[6] Fuji K, Suyama M, Chiba K, Okunushi T, Oikawa J, Kohno Y. Acute disseminated encephalomyelitis following 2009 H1N1 influenza vaccine. Pediatr Int. 2012; 54: 539-541.

病例 9

【病史】

患者,男,自幼不明原因视力欠佳。作为一名成功的业余拳击手,他在 21 岁时申请专业执照,但因视力为 6/12 而被拒绝。33 岁时,验光师对其进行视野检查,随后转诊。患者诉多年来视力逐渐下降。

患者无头痛及其他神经症状,系统询问无症状。无神经科或眼科疾病家族史。

【体查】

双眼中心视力为 6/24 N8,存在对称性红绿色盲,视野检查显示不完全中心暗点(图 9.1)。屈光间质清晰,视网膜正常。双眼视盘颞侧变白,无凹陷(图 9.2)。其他神经学检查显示正常。

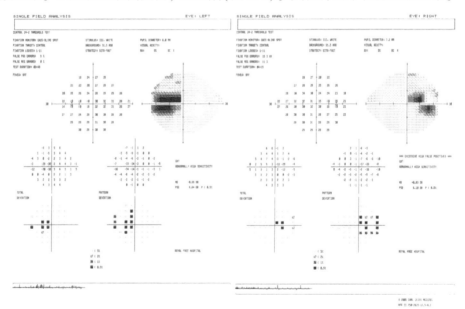

图 9.1 Humphrey 自动视野显示双眼中心暗点

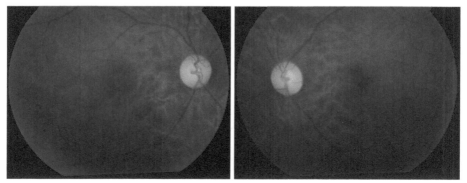

图 9.2 眼底彩照显示对称性双眼视盘颞侧苍白

【检查】

全血计数和生化检查均正常。血清学检查没有发现血管炎、结缔组织疾病或结节病的潜在证据。

眼部 MRI 扫描显示视神经稍细，但其内无信号增强的病灶，无压迫性肿块，脑内无病变（图 9.3）。

脊髓液检查未见异常，未见寡克隆带。

反映视神经和视网膜功能的电生理检测显示存在无法检测的模式翻转视觉诱发电位（VEP）和明显低于正常振幅的闪光 VEP。图形视网膜电图显示 N95 峰严重丢失，P50 潜伏期缩短。双眼全视野多焦视网膜电图（ERG）均正常。

光学相干断层扫描（OCT）检查显示双眼视网膜神经纤维层（RNFL）厚度严重变薄（图 9.4）。

线粒体基因组突变检测显示 Leber 遗传性视神经病变阴性；*OPA-1* 基因的外显子 6 发生 c.649C > T 突变。

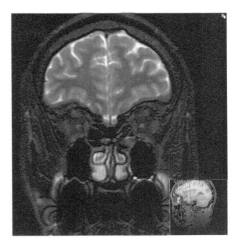

图 9.3　T2 加权冠状位 MRI 示双视神经稍薄

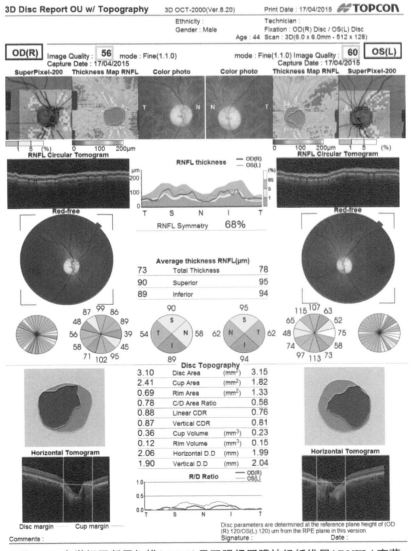

图 9.4　光学相干断层扫描（OCT）示双眼视网膜神经纤维层（RNFL）变薄

【临床评估】

该男性患者的视力可能从童年开始就缓慢进行性下降，但无家族史。患者检查结果与视神经病变相符：中心视力和色觉下降（尽管有8%的男性患先天性色盲）；视野缺损特点与视神经病变相符，而其中心暗点则更提示乳头黄斑束受累；视盘颞侧苍白，也与视野乳头黄斑束受累相一致；OCT显示视网膜神经纤维层厚度变薄；视觉诱发电位异常，ERG示N95峰特征性降低，提示除了视神经病变以外，视网膜神经节细胞功能也受损。

影像学检查未见压迫或炎性病因，血液和脑脊髓液检查未见全身或局部炎症以及感染。营养性弱视的发展速度不会如此缓慢。因此，遗传性疾病是最有可能的，其中排名第一的是显性遗传性视神经萎缩。

【讨论】

患者病史及检查结果都提示为典型的显性遗传性视神经萎缩。这种疾病很常见，患病率为1/35000[1]。患病的家庭成员，其外显率和临床表现各异。这种疾病的特点是首发于二三十岁，并逐渐加重。在大多数家系中，视力下降在中年后期达到稳定，患者一生中视力下降至6/60以下的情况较罕见[1, 2]。

视野通常显示中心或旁中心缺损，有时可见双眼颞侧缺损。视盘整体苍白或颞侧苍白。即使在早期，视网膜神经纤维层厚度也会变薄，且以乳头黄斑束区更明显[3, 4]。视网膜检查正常。因未累及光感受层的视黑素神经节细胞，故瞳孔反应正常[5]。

遗传突变广泛存在，*OPA-1*基因中存在多种不同的单碱基对置换突变，以及错义突变、缺失和插入。结果导致OPA-1蛋白减少且异常，引起氧化应激和视网膜神经节细胞死亡。

该疾病目前尚无有效治疗。

参考文献

[1] Man PYW, Griffiths PG, Burke A, Sellar PW, Clarke MP, Gnanaraj L, Ah Kine D, Hudson G, Szermin G, Taylor RW, Horvath R, Chinnery PJ. The prevalence and natural history of dominant optic atrophy due to OPA-1 mutations. Ophthalmology. 2010; 117; 1538-1546.

[2] Lenaers G, Hamel CP, Lelettre C, Amati-Bonneau P, Procaccio V, Bonneau P, Milea D. Dominant optic atrophy. Orphanet J Rare Dis. 2012; 7; 46. epub July 9 2012.

[3] Berninger TA, Jaeger W, Krastel H. Electrophysiology and colour perimetry in dominant infantile optic atrophy. Br J Ophthalmol. 1991; 75; 49-52.

[4] Milea D, Sander B, Wegener M, Jensen H, Kjer B, Jorgensen TM. Axonal loss occurs early in dominant optic atrophy. Acta Ophthalmol. 2010; 88; 342-346.

[5] Man PYW, Bailie M, Atawan A, Chinnery PF, Griffiths PG. Pattern of retinal ganglion cell loss in dominant optic atrophy due to OPA-1 mutations. Eye (Lond). 2011; 25; 596-602.

病例 10

【病史】

患者，女，61 岁，某医院科护士长。右眼突然视力丧失，10 秒后又自行恢复。接着同一天左眼视力不完全下降且症状持续，患者遂至其工作医院的眼科急诊就诊。

患者近两个月来一直头痛，且有加重。自诉肩周疼痛，咀嚼食物时下巴左侧有异常感，休息后可恢复。

既往史无特殊，无长时期服药史。

【体查】

右眼中心视力为 6/5，左眼为 6/9。色觉和瞳孔反应未查。屈光间质和视盘均正常。

【检查】

ESR 115 mm/h，CRP 134 mg/L，血小板 $513×10^9$/L，白细胞计数正常，血红蛋白为 9 g/dL，红细胞体积指数正常。肾、肝功能正常。

【临床评估】

该女性患者一天内出现了两次一过性黑矇。颈动脉狭窄的患者时常也出现不断加重的一过性黑矇，但因为颈动脉狭窄通常是不对称的，所以黑矇一般为单眼发作。该患者不存在导致早期动脉粥样硬化的危险因素，因此需要考虑其他病因。此外该患者双眼受累，也与颈动脉狭窄导致的一过性黑矇不符。

一过性黑矇是指突发的短暂性单眼视力丧失，30 分钟内可恢复，但最常见的是只持续 5 分钟或更短时间。患者可能经历视野完全缺失，但大多数人会有垂直或水平方向的"拉窗帘"现象，并伴视野不完全缺失。有时，受影响的视野呈绿色或蓝色；较少出现眼前斑点或闪光感等症状。在北美症状性颈动脉内膜剥离术临床试验（North American Symptomatic Carotid Endarterectomy Trial，NASCET）中[1]，有一半患者诉突发无痛性视力完全丧失，四分之一患者诉垂直拉窗帘现象。疼痛感在颈动脉粥样硬化性疾病中并不常见。

颈动脉夹层（见病例 29）、血管炎和偏头痛时常伴眼痛，但这种疼痛是亚急性的，且发生时间各有不同；此外，视觉障碍更常与（尽管不总是）闪光感和闪光暗点等阳性体征有关。急性闭角型青光眼表现为反复发作且有自限性的视力下降、眼痛伴恶心呕吐，可能类似神经性偏头痛或丛集性头痛发作，但如果仔细询问，这些患者的发作可能与背景光照较暗有关。本书作者的一位病人只在晚上或看电影时疾病发作。

垂体腺瘤出血（垂体卒中）可导致持续的视力丧失和眼肌麻痹。还应考虑感染性鼻窦炎或感染性脑膜炎，但同样，其眼球运动神经也可能受累。

这个病例还有一些其他非常重要的症状：持续数周的全身症状，特异性肌痛，然后发展到进食和说话时咬肌紧固（即咀嚼暂停）。本例同时出现了肌缺血和眼部缺血，很有可能由血管炎性病因引起。

【治疗】

患者被嘱咐服用泼尼松龙 60 mg/天，并转诊至皇家慈善医院。服用类固醇后 24 小时内患者的头痛和其他疼痛完全消失。但第二天醒来时，患者左眼视力下降，遂急诊收入院。

【再次体查】

右眼中心视力为 6/9，左眼无光感。右眼有色觉，左眼存在传入性瞳孔障碍。双侧视盘水肿，但左侧更严重，左侧视盘有出血。左侧颞浅动脉无搏动，有触痛。

【进一步评估和治疗】

该女士表现为快速进展的全身性疾病，先是头痛和其他疼痛，随后是双侧视力下降，起初为短暂，后来为持续且进一步恶化。值得注意的是，在已经开始服用类固醇后，她的视力仍继续恶化，但头痛和全身症状有所改善。

头痛、不适、疼痛、咀嚼暂停以及最终发展为视神经病变，这一系列表现是巨细胞动脉炎的典型症状。遗憾的是，即使诊断和治疗及时，病情仍有可能继续发展。还有一些患者，尽管在治疗，但仍然出现一只眼睛失明，几天后另一只眼睛也失明的现象[2]。

鉴别诊断包括非动脉炎性前部缺血性视神经病变以及其他类型的血管炎，如 ANCA 阳性血管炎、Churg-Strauss 综合征和结节性多动脉炎。炎性疾病，如脱髓鞘性视神经炎（30% 为双侧）和肉芽肿性视神经病变也应考虑，但这类疾病的发作不会如此迅速。

患者接受了左侧颞浅动脉活检（图 10.1），每天静脉注射甲基强的松龙 1 g，连续三天，然后每天口服泼尼松龙 80 mg。患者视力没有进一步恶化，左眼视野扩大，视力恢复到指数。视盘水肿消退，全身症状也没有复发。在接下来的三年里，类固醇剂量逐渐减少。

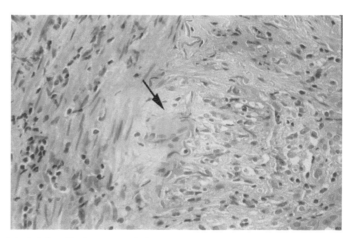

左颞浅动脉苏木精-伊红（HE）染色显示有一个巨细胞（箭头）和内弹力膜破裂。
左侧显示单核炎性细胞浸润，右侧显示内膜增厚。
（神经病学研究所神经病理学系 Tamas Revesz 教授供图）。

图 10.1 左颞浅动脉苏木精—伊红（HE）染色

【讨论】

巨细胞动脉炎是一种自身炎症性疾病，仅发在 50 岁以上的人群，女性更为常见（3：1），白种人比黑种人更常见。巨细胞动脉炎与 HLA DR4 有关。中动脉和大动脉壁内出现肉芽肿性炎症，肉芽肿由活化的巨噬细胞和 CD4 T 细胞组成。血管内皮发炎，导致内膜层增生，血管闭塞。

该病可影响主动脉弓及其分支,导致大脑、头颈部以及上肢的缺血性疾病,可能引发中风,甚至冠状动脉阻塞,主动脉可能撕裂或破裂。PET-CT 检查显示主动脉和颈动脉等大血管的管壁内有吸收 FDG 示踪剂的可能(图 10.2)。

眼科和神经眼科并发症是最常见且广为人知的[2,3]。在脉络膜、视网膜分支动脉和视网膜中央动脉的缺血性疾病中,除黄斑外(樱桃红点),视网膜呈白色,并可发生视网膜水肿。但最常见的是由眼睫状后动脉阻塞引发的前部缺血性视神经病变,表现为视盘肿胀、苍白,视盘周围可能出现棉絮斑和火焰形视网膜内出血。如果近期发生一过性同侧或对侧视力下降,通常最终视力下降非常严重(如本病例)。后部缺血性视神经病变也可能发生,其视盘无肿胀,当累及其他动脉时,可能出现视交叉综合征或视束病变,并伴双颞侧或同侧偏盲。当向第Ⅲ、Ⅳ、Ⅵ对脑神经供血的血管受累时,可能出现复视。动眼神经不全麻痹最为常见,且往往不累及瞳孔[3]。

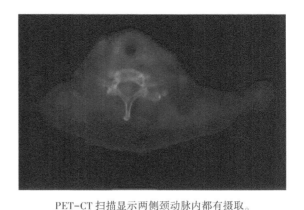

PET-CT 扫描显示两侧颈动脉内都有摄取。

图 10.2 另一位巨细胞动脉炎患者的 PET-CT

治疗采用大剂量皮质类固醇(1 mg/kg 或以上)。然而,如同本病例,及时的治疗并不能保证不会出现进一步的视力丧失。在治疗上,口服类固醇和静脉注射类固醇似乎没有差别。对于类固醇无反应的患者,或者需要使用大剂量激素才能控制病情的患者,可能需要免疫抑制疗法,尽管这些辅助药物对病情的控制没有更大的作用[4]。且令人失望的是,抗 TNFα 的生物制剂在安慰剂对照试验中未显示出疗效[5,6]。

如果血沉有升高,那么这项指标可用来监测病情的控制情况。巨细胞动脉炎治疗通常需要 18~24 个月,但一些患者在服用极低剂量的类固醇情况下,尽管其病情明显稳定了数个月,但停药后也有可能出现复发。因此必须十分小心,以确保疾病得到满意的控制。

参考文献

[1] Barnett HJ, Taylor DW, Eliasziw M, Fox AJ, Ferguson GG, Haynes RB, Rankin RN, Clagett GP, Hachinski VC, Sackett DL, Thorpe KE, Meldrum HE, Spence JD. Benefit of carotid endarterectomy in patients with symptomatic moderate or severe stenosis. North American Symptomatic Carotid Endarterectomy Trial Collaborators. N Engl J Med. 1998; 339: 1415-1425.

[2] Weyand CM, Liao TJ, Goronzy JJ. The immunopathology of giant cell arteritis. JNeuroophthalmol. 2012; 32: 259-265.

[3] Galetta SL. Vasculitis. In: Miller NR, Newman NJ, editors. Walsh and Hoyt's clinical neuroophthalmology. 6th ed. Philadelphia: Lippincot Williams and Wilkins; 2005. 2347-2365.

[4] Yates M, Loke YK, Watts RA, MacGregor AJ. Prednisolone combined with adjunctive immunosuppression is not superior to prednisolone alone in terms of efficacy and safety in giant cell arteritis: meta-analysis. Clin Rheumatol. 2014; 33: 227-236.

[5] Hoffman GS, Cid MC, Rendt-Zagar KE, Merkel PA, Weyand CM, Stone JH, Salvarani C, Xu W, Visvanathan S, Rahman MU, Infliximab-GCA Study Group. Infliximab for maintenance of glucocorticosteroid-induced remission of giant cell arteritis: a randomized trial. Ann Intern Med. 2007; 146: 621-630.

[6] Seror R, Baron G, Hachulla E, Debandt M, Larroche C, Puéchal X, Maurier F, de Wazieres B, Quéméneur T, Ravaud P, Mariette X. Adalimumab for steroid sparing in patients with giantcell arteritis: results of a multicentre randomised controlled trial. Ann Rheum Dis. 2014; 73: 2074-2081.

病例 11

【病史】

患者，女，28 岁，因左眼周疼痛并蔓延至眶周，症状加重 2 天就诊。当该眼视力下降时疼痛缓解，但在向上和向左注视时有剧烈刺痛。右眼正常，无其他症状。既往无神经症状。

患者于当地眼科和神经科就诊，神经科医生诊断为视神经炎，遂转诊至皇家慈善医院。

【体查】

双眼视力为 6/6，色觉正常，左眼轻度相对性传入性瞳孔障碍和轻微的中心视野缺损（图 11.1a）。双眼视盘正常。无其他异常的神经体征。

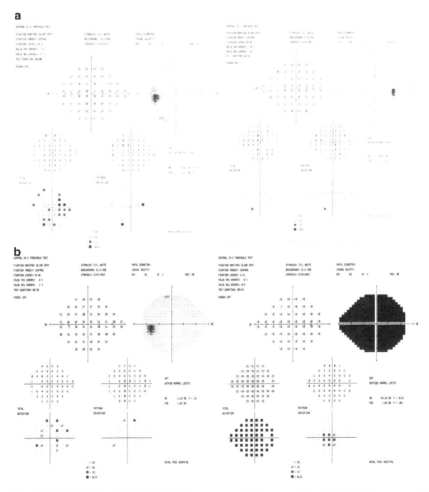

（a）：第一次视神经炎发作时病情恢复期间的 Humphrey 视野；（b）：第二次发作时的 Humphrey 视野。

图 11.1 视神经炎发作时与恢复期间 Humphrey 视野比较

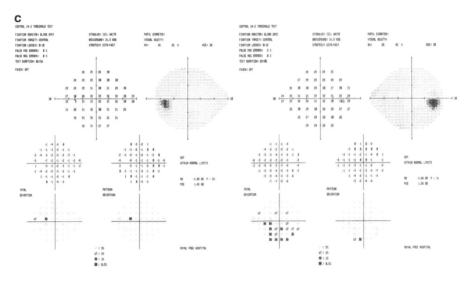

（c）：第二次恢复期间的 Humphrey 视野。

续图 11.1　视神经炎发作时与恢复期间 Humphrey 视野比较

【临床评估】

该病例病史体现为典型的左侧脱髓鞘性视神经炎。由于该患者正在自行恢复，因此不建议进行治疗。医生给患者做了一系列血液检查，并讨论了影像学检查的利弊，认为影像学虽然可以帮助排除结构性疾病和感染等病因，但确诊为其他疾病的可能性都很低。医生还讨论了视神经炎和多发性硬化之间的关系，尤其是视神经炎与扫描结果所示白质损伤的数量之间的关系，认为即便能够看到大量的白质损伤，目前也没有明确的方法能够确定是否会二次发作以及何时发作。

患者选择接受 MRI 扫描，结果显示仅在视神经内有高信号病灶，其他无异常。

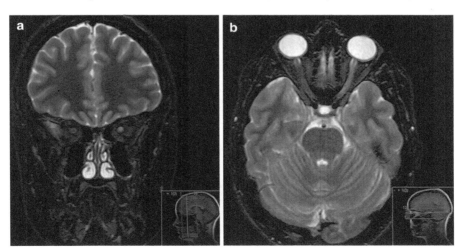

冠状位(a)和轴位(b)T2 加权扫描显示左侧视神经内高信号病灶。

图 11.2　MRI

患者血液检查正常，因此建议自行恢复，定期进行神经眼科复查。

6 周后患者复诊，除了左眼视盘颞侧稍苍白外，其他神经眼科检查均正常。患者诉在健身房时有 Uhthoff 现象，除此之外无其他症状。

患者 6 个月和 12 个月时复查，恢复均良好。但一个月后，其右眼出现明显疼痛，5 天内病情持续加重，随后右眼出现亚急性视力损害。

【再次体查】

右眼视力为手动，左眼 6/6（图 11.1 b）。右眼无色觉，且有传入性瞳孔障碍，视盘水肿（图 11.3），视网膜正常。

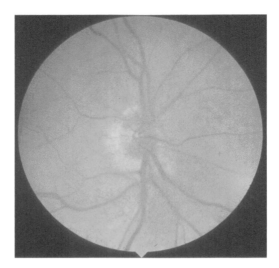

图 11.3　视盘照相显示视盘轻度水肿

【临床评估】

该年轻女患者第二次发作时出现对侧视神经病变，其症状和体征都明显提示为炎症性疾病。既往检查尚未明确其第一次视神经炎和多发性硬化之间的关系，但一致认为这是最可能的病因。因此，再次对患者进行影像学和血液检查。

ESR、生化筛查、血清 ACE、ANA、ENA、抗磷脂抗体、水通道蛋白 4 抗体均正常或呈阴性。

第二次眼部 MRI 扫描显示右侧高信号病灶，左侧先前陈旧病灶（图 11.4 a，b）。注射钆对照剂后，有轻微的增强（图 11.4c）。脑内未见损伤。

髓鞘寡突胶质糖蛋白（MOG）抗体恢复并升高。

患者再次自发治愈（图 11.1 c），因此不建议治疗。继续随诊，如果发生第三次发作，建议使用免疫抑制治疗。

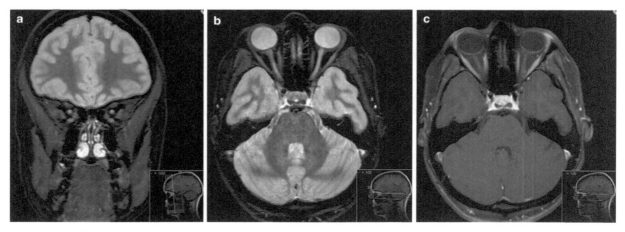

冠状位（a）和轴位（b）：T2 加权扫描显示两侧视神经高信号病灶；（c）：经对比处理后，轴位 T1 加权扫描显示右视神经轻度增大。

图 11.4　MRI

【讨论】

视神经炎

视神经炎是一种主要发生在年轻人中的疾病(平均年龄 32 岁),其中三分之二是女性。瑞典的发病率为每万人每年 1.46 例[1]。本病例有脱髓鞘性视神经炎的典型临床特征[2,3]。其中疼痛,尤其是眼部运动疼痛,是该病的显著特征,90%的患者都会有这种疼痛,通常会随着视觉暗点的出现而逐渐消失。30%的患者可见光幻视或闪光幻觉,35%的患者会出现视盘水肿,还有3%的患者可见玻璃体细胞。在患视神经炎之前或期间[4]出现中间葡萄膜炎的概率非常低。患者的视力常在 1~7 天内降到最低点,随后迅速恢复。视神经炎治疗实验(the Optic Neuritis Treatment Trial)[2]所得出的平均最低视力为 20/80(6/24),但具体视力在 20/20(6/6)到无感光之间波动。一般两周内患者视力会有明显的恢复,75%的患者会在 6 个月后恢复正常视力。但是,残余症状是常见的,立体视觉、对比敏感度和色觉减退,以及微视野缺损都与视网膜神经纤维层缺失有关[5]。

与多发性硬化的关系

一项针对临床孤立性脱髓鞘综合征(CIS)的 20 年前瞻性研究显示,约64%的患者出现了临床确诊的多发性硬化[6]。在这项研究中,发病时 MRI 扫描显示的脑损伤病灶数量与患多发性硬化的风险相关;基线时观察到的 MRI 正常者占比21%,异常者占比82%。此外,20 年后出现残疾与基线时观察到的 MRI 病灶数量之间也有关系:病灶数量≥10 的患者中,45%存在行走困难或者只能坐轮椅;MRI 扫描正常的患者中,仅有6%出现了同等程度的残疾[6]。在所有患者中,42%的人出现了继发性进行性病程。研究还发现,与病情更轻的患者相比,继发进行性疾病的患者其每年的病灶体积增大更明显。

在一项包括 1015 名西班牙患者队列的研究中,进行了平均时长为 81 个月的前瞻性随访。在基线状态下,有 299 名(30%)患者的 MRI 正常,其中7%在研究期间出现了临床改变并被确诊为多发性硬化。而脑 MRI 扫描异常的患者中,有72%的患者在研究期间出现了多发性硬化。基线时的病变负荷和脑脊液寡克隆带的出现与残疾随时间的进展有明确的关联[7]。另外,在第二次发作之前对疾病进行治疗并不能改变致残的风险。在 CIS 中,视神经炎患者的致残可能性更小(支持此观点的其他研究可参见[7])。

MOG 抗体和视神经炎

MOG 是少突胶质细胞的表达产物,在实验模型中已证实其可诱导脱髓鞘[8,9]。在过去的十年里,越来越多的研究发现它与脱髓鞘疾病相关,尤其是儿童脱髓鞘病。奥地利一项针对 16 岁以下视神经炎患者的连续病例研究[10]显示,46%的患者血清反应为阳性。已发现有广泛炎性神经疾病的儿童患者,如 ADEM、视神经脊髓炎和复发性视神经炎,与抗 MOG 抗体相关[11]。

最近有研究发现,部分 AQP4 抗体阴性的视神经脊髓炎患者呈现 MOG 抗体阳性[12,13],这些患者对类固醇治疗更敏感,且预后较好。澳大利亚一项针对 NMO 疾病谱中 AQP4 抗体阴性患者的研究表明,抗 MOG 抗体与此类患者的双侧视神经病变之间存在明显的关系,但与长节段横贯性脊髓炎和无视神经炎的患者之间无明显关系[14]。这些患者视力预后较好,对类固醇治疗反应迅速,但有复发倾向。

这一亚组患者的病情似乎更严重,但恢复的概率也更大。一项研究[13]指出,相关的 MRI 病灶已随着病情的恢复完全消失。尽管很少有血清反应呈阴性,但抗体滴度似乎是随着时间的推移而降低。目前没有证据表明哪一种治疗方法最有效且最持久,大多数患者接受的是类固醇和免疫抑制治疗,以及血浆置换或者 IVIg[12]。

一项研究涉及 51 例孤立性或复发性视神经炎患者,这些患者的影像学检查无多发性硬化发病风险。其中 10 例患者抗 MOG 抗体阳性,6 例水通道蛋白 4 抗体阳性,7 例甘氨酸受体 α1 亚基抗体阳性[15]。抗 MOG 抗体阳性的 10 例患者比水通道蛋白 4 抗体阳性的患者视力预后更好,其中 5 例为单时相病程且似乎从未接受过治疗,另有 5 例为复发性视神经炎,其中 3 例没有接受过长期治疗,2 例使用硫唑嘌呤治疗。另外,有 3 例抗 MOG 和抗 GlyR 抗体均阳性的患者表现为复发性视神经病变,其中 1 例正在接受甲氨蝶呤治疗。

参考文献

［1］Jin YP, Pedro-Cuesta J, Soderstrom M, Link H. Incidence of optic neuritis in Stockholm, Sweden 1990-1995. Arch Neurol. 1999; 56: 975-980.

［2］Optic neuritis study group. The clinical profile of optic neuritis: experience of the optic neuritis study group. Arch Ophthalmol. 1991; 109: 1673-1678.

［3］Toosy AT, Mason DF, Miller DH. Optic neuritis. Lancet Neurol. 2014; 13: 83-99.

［4］Biousse V, Trichet C, Bloch-Michel E, Roullet E. Multiple sclerosis associated with uveitis in two large clinic-based series. Neurology. 1999; 52: 179-181.

［5］Trip SA, Schlottmann PG, Jones SJ, Altmann DR, Garway-Heath DF, Thompson AJ, Plant GT, Miller DH. Retinal nerve fibre layer axonal loss and visual dysfunction in optic neuritis. Ann Neurol. 2005; 58: 383-391.

［6］Fisniku LK, Brex PA, Altmann DR, Miskiel KA, Benton CE, Lanyon R, Thompson AJ, Miller DH. Disability and T2 MRI lesions: a 20-year follow up of patients with relapse onset of multiple sclerosis. Brain. 2008; 131: 8080-8817.

［7］Tintore M, Rovira À, Río J, Otero-Romero S, Arrambide G, Tur C, Comabella M, Nos, Arévalo MJ, Negrotto L, Galán I, Vidal-Jordana A, Castilló J, Palavra F, Simon E, Mitjana R, Auger C, Sastre-Garriga J, Montalban X. Defining high, medium and low impact prognostic factors for developing multiple sclerosis. Brain. 2015; 135: 1863-1874.

［8］Schleusener HJ, Sobel RA, Linington C, Weiner HL. A monoclonal antibody against a myelin oligodendrocyte glycoprotein induces relapses and demyelination in central nervous system auto-immune disease. J Immunol. 1987; 139: 808-817.

［9］Reindl M, Di Pauli F, Rostasy K, Berger T. The spectrum of MOG autoantibody-associated demyelinating diseases. Nat Rev Neurol. 2013; 9: 455-461.

［10］Rostasy K, Mader S, Schanda K, et al. Anti-myelin oligodendrocyte glycoprotein antibodies in pediatric patients with optic neuritis. Arch Neurol. 2012; 69: 752-756.

［11］Brilot F, Dale RC, Selter RC, et al. Antibodies to myelin-oligodendrocyte glycoprotein in children with inflammatory demyelinating central nervous system disease. Ann Neurol. 2009; 66: 833-842.

［12］Kitley J, Woodhall M, Waters P, Leite MI, Devenney E, Craig J, Palace J, Vincent A. Myelinoligodendrocyte glycoprotein antibodies in adults with a neuromyelitis optica phenotype. Neurology. 2012; 79: 1273-1277.

［13］Kitley J, Waters P, Woodhall M, Leite MI, Murchison A, George J, Kuker W, Chandrate S, Vincent A, Palace J. Neuromyelitis optica spectrum disorders with aquaporin-4 and myelinoligodendrocyte glycoprotein antibodies: a comparative study. JAMA Neurol. 2014; 71: 276-283.

［14］Ramanathan S, Reddel SW, Henderson A, Parratt JD, Barnett M, Gatt PN, Merheb V, Kumaran RY, Pathmanandavel K, Sinmaz N, Ghadiri M, Yiannikas C, Vucic S, Stewart G, Bleasel AF, Booth D, Fung VS, Dale RC, Brilot F. Antibodies to myelin-oligodendrocyte glycoprotein in bilateral and recurrent optic neuritis. Neurol Neuroimmunol Neuroinflamm. 2014; 1, e40.

［15］Martinez-Hernandez E, Sepulveda M, Rostasy K, Hoftberger R, Grauss F, Harvey RJ, Saiz A, Dalmau J. Antibodies to aquaporin 4, Myelin-Oligodendrocyre Glycoprotein, and the Glycine receptor alpha1 subunit in patients with isolated optic neuritis. JAMA Neurol. 2015; 72: 187-193.

病例 12

【病史】

患者，女，25 岁，首次怀孕 35 周时，右眼出现亚急性视物模糊，并逐渐恶化，无疼痛和其他症状。既往无神经系统症状。无妊娠并发症，血压正常，无蛋白尿。

【体查】

右眼中心视力为 6/9 N6，色觉下降。左眼视力正常。右眼中心视野缺损（图 12.1a），有明显的相对性传入性瞳孔障碍。双眼屈光间质透明，视网膜正常。右眼视盘弥漫性水肿（图 12.2）。双眼视网膜血管正常，眼部运动正常，三叉神经感觉正常。无其他异常的神经体征。

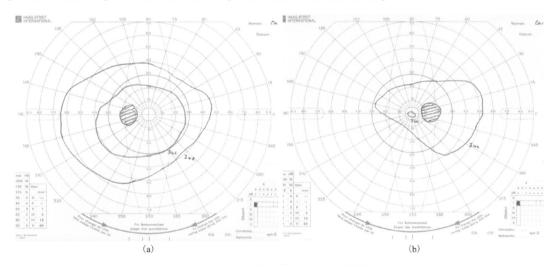

(a)	(b)

图 12.1 发病时的 Goldman 视野

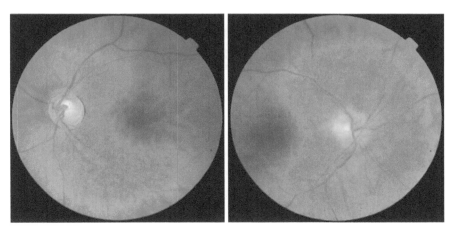

图 12.2 眼底照片显示右侧视盘肿胀

【临床评估】

孕期的视力下降需要立即进行检查。该年龄段可能发生垂体腺瘤和脑膜瘤，并且肿瘤能在孕期明显增大。此外，感染和炎症也需要考虑。淋巴细胞性垂体炎（见病例28）是一种不常见的垂体炎性病变，通常发生在妊娠晚期。可逆性后部白质脑病综合征（PRES，见病例43）则发生于子痫前期。血管疾病，尤其是静脉窦血栓形成和卒中，也需要加以考虑。

该患者右眼有明显的视神经病变迹象，且视盘肿胀，因此更有可能是神经性疾病，而不是前视觉通路压迫性疾病。需进行影像学检查。

【治疗】

眼部MRI扫描（图12.3）显示右侧视神经鞘复合体增大。因为患者为妊娠期妇女所以未用造影剂钆，因此无法确定病变是否有增强。

初步诊断考虑视神经鞘脑膜瘤或视神经周围炎。经过一系列的血液检查，没有发现潜在的感染或炎性证据，因此患者可继续妊娠，并严密观察视力变化。三周后，患者生育一名健康的女婴。产后脊髓液检查正常；视力自行改善，并恢复到了6/6，色觉轻微下降，视野正常（图12.1b）；瞳孔障碍依然存在。

患者每年进行一次影像学检查，没有发现任何变化。三年后，她再次怀孕，视力变化不太明显，产后也未完全恢复。之后，尽管影像学检查没有变化，但视野略有缩小。医生建议患者接受放射治疗，采用Rapid Arc IMRT技术，剂量为50.4 Gy，分28次完成。放射治疗之后，患者视力保持良好，视功能稳定。

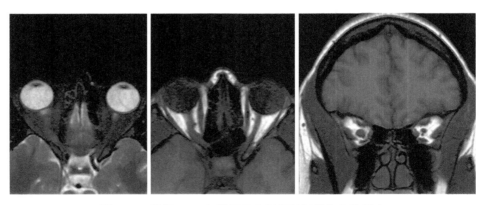

图12.3　眼部MRI扫描显示右侧视神经鞘复合体增大

【讨论】

原发性视神经鞘脑膜瘤（ONSM）并不常见，仅占所有脑膜瘤的2%[1, 2]，远少于继发性脑膜瘤，后者是通过视神经管扩散。ONSM在成年人中女性患病率高于男性，且双侧受累不多见。约10%的病例发生于儿童，且一般是双侧受累。ONSM与2型神经纤维瘤密切相关。

该组织通过蛛网膜下隙在视神经周围扩散，干扰轴浆运输，减少血液供应。

在95%的成人患者中，ONSM为单侧受累，且通常发生在50岁左右，表现为进行性无痛视力下降。临床表现以视神经病变为主；如果病灶足够大，可能会出现眼球突出和复视。如果眶内压高，可能会发生一过性视力模糊，且可能由眼球运动引起。大多数患者会出现视盘水肿，但无渗出或出血。病理性脉络膜-视网膜血管吻合仅会出现在极晚期，通常与视盘萎缩伴随出现，这些改变是因为当视神经缺血时脉络膜循环的侧支血管打开所致。

在影像学上，ONSM表现为梭形、球状或管状（最常见）占位效应，注射造影剂钆后病灶增强。对于管状脑膜瘤，增强的脑膜瘤与视神经本身的较低信号形成对比，可能形成电车轨道征。非增强CT扫描可能显示出长期病变的钙化灶。鼻旁窦气化扩张症(pneumosinus dilatans)也有可能出现,表现为后筛窦和蝶窦均扩大充气。由于生长抑素在脑膜瘤中的表达升高,因此可以使用现代放射性示踪剂(如68-Ga-DOTA-TATE)来提高诊断的确定性[3]以及制定治疗方案或监测复发。

【治疗】

ONSM 与视神经的血供均由软脑膜供给,因此任何形式的手术治疗都不可避免地会影响到原本存留的视力。在过去的20年里,研究人员致力于确定最佳的放射治疗方式和剂量,并取得了很大的进展。一方面是治疗的有效性,另一方面是出现延迟放射治疗相关并发症的风险,包括动脉内膜炎和视网膜病变引起的视力下降、干眼、垂体功能衰竭和颞叶萎缩。适形放射治疗技术,如调强放射治疗、立体定向分次放射治疗、放射外科和质子束治疗,似乎都很有效,不仅降低了不良反应发生率,还提高了视觉稳定性。最近的一篇综述指出,单次分割放射治疗似乎效果最佳[2]。

参考文献

[1] Miller NR. Primary and secondary tumors of the optic nerve and its sheath. In: Kidd D, Biousse V, Newman NJ, editors. Neuro-ophthalmology. Philadelphia: Butterworth Heinemann Elsevier; 2008. 215-223.

[2] Shapey J, Sabin HI, Danesh-Meyer HV, Kaye AH. Diagnosis and management of optic nerve sheath meningiomas. J Clin Neurosci. 2013; 20: 1045-1056.

[3] Klingensfein A, Haug AR, Miller C, Hintschich C. Ga-68-DOTA-TATE PET/CT for discrimination of tumors of the optic pathway. Orbit. 2015; 34: 16-22.

病例 13

【病史】

患者，女，44 岁，右眼视力进行性下降，中心视野有一条不透明带，并在 3 个月内不断加重。后来病情突然恶化，右眼完全失明。

患者一年前血液学检查显示血小板和中性白细胞计数减少，骨髓活检显示细胞结构正常，诊断为特发性血小板减少性紫癜（ITP），使用低剂量泼尼松龙后，血液指标有所改善。除此之外，患者身体健康，系统询问过程中没有发现其他症状。

【体查】

右眼无光感，左眼中心视力正常。存在传入性瞳孔障碍。右眼视盘充血，轻度水肿，左眼正常。双眼屈光间质清晰。

无其他异常的神经系统征象，全身检查正常。

【临床评估】

患者表现为进行性无痛性视神经病变，病情加速发展并且变严重。患者的临床表现符合视神经病变，未见其他征象。任何病理过程都有可能引起进行性无痛视神经病变。病史为 3 个月，这一点更符合结构性损害，例如脑膜瘤或垂体腺瘤，但鼻窦或鼻窦附近的炎症或感染性疾病也可导致这种情况。最不可能的是脱髓鞘性视神经炎。转移性病灶的病程更短，还可能伴有疼痛。除巨大动脉瘤压迫眶尖外，血管性疾病起病迅速。大多数压迫性病变应与其他涉及眶尖、海绵窦的临床征象有关。因此，孤立性视神经病变的可能性最大。有必要完善眼眶和神经交叉成像，此外血液检查可帮助确定全身炎症或感染性疾病的可能。

【检查】

ESR 和 CRP 均正常。血小板计数为 $105×10^9/L$，中性粒细胞计数正常。除斑点型 ANA 外，生化检查均正常。ENA 和 ANCA 正常。无抗心磷脂抗体。血清 ACE 升高至 63 u/L。

眼眶非增强磁共振显示右侧视神经肿胀和高信号，无脑损伤。

脑脊液压力正常，蛋白 0.3 g/dL，无细胞，糖浓度 3.4/6.6 mmol/dL，寡克隆带阴性。

镓扫描（图 13.1）显示泪腺、腮腺、纵隔腺和肺部的示踪剂摄取。胸部 CT 扫描显示纵隔和肺门淋巴结病变。纵隔镜下纵隔腺活检显示非干酪样肉芽肿性浸润。

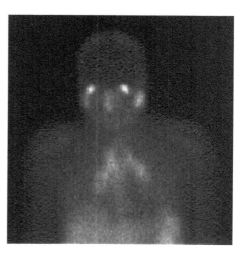

图 13.1 镓-67 闪烁摄片显示泪腺、腮腺、纵隔腺和肺部的示踪剂摄取

【治疗】

类固醇剂量增加到 60 mg/天，视力得到了改善。中心视力和色觉在 3 个月内恢复正常。视野逐步改善，6 个月后恢复正常。之后类固醇剂量递减，直至停用。ACE 间歇性适度升高，但患者总体状况良好。

6 年后，患者对侧眼又发生视神经病变，视力下降至 6/60。予静脉注射和口服类固醇治疗。影像学检查显示明显的视神经炎征象并伴增强（图 13.2）。6 个月后患者视野恢复正常，开始使用免疫抑制剂。自此，每天服用硫唑嘌呤 150 mg，并停用类固醇，情况良好。

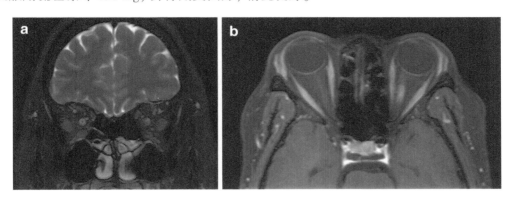

MRI：（a）冠状位 STIR 图像显示左侧视神经内高信号；（b）注射钆后轴位 T1 加权扫描显示左侧视神经长增强区域。

图 13.2 MRI 检查结果

【讨论】

在肉芽肿性疾病中，视神经病变并不多见。最近一项有 52 例病例的研究表明，80% 的患者表现出类似视神经炎的亚急性视神经病变，其余患者则表现为进展更缓慢的视神经病变；30% 的患者双侧受累，36% 的患者并发眼内炎症，仅 27% 的患者伴有疼痛。MRI 显示 75% 的患者视神经受累，30% 的患者有更广泛的临近组织炎症[1]。

肉芽肿性疾病相关的视神经炎通常难以与脱髓鞘性视神经炎鉴别。该病患者视力下降通常更慢，更严重，2~3 周内自发改善的概率较低，疼痛不常见，但是由多发性硬化或视神经脊髓炎引起的脱髓鞘性视神经炎也可能表现出所有这些特征。许多人认为相关的眼内炎症是主要的线索，但上述系列病例中，眼内炎症仅发生在 36% 的病例中。所以，如果只是诊断为视神经炎并向患者保证病情会得到改善是不够的，还需要考虑其他情况，并密切监测病情。

肉芽肿性疾病相关的血小板减少症也不多见，只有 2% 的病例会出现血小板减少，并且通常发生在病情较重的患者身上，病因可能与免疫性血小板破坏（如本例）、由疾病引起的骨髓替代或者与脾功能亢进相关[2]。

参考文献

[1] Kidd DP, Burton BJ, Plant GT, Graham EM. Optic neuropathy associated with systemic sarcoidosis. Neurol Neuroimmunol Neuroinflam. 2016；3：e270.

[2] Mahévas M, Chiche L, Uzunhan Y, Khellaf M, Morin AS, Le Guenno G, Péronne V, Affo L, Lidove O, Boutboul D, Dion G, Ducroix JP, Papo T, Pacheco Y, Schleinitz N, Michel M, Godeau B, Valeyre D. Association of sarcoidosis and immune thrombocytopenia：presentation and outcome in a series of 20 patients. Medicine（Baltimore）. 2011；90：269-278.

病例 14

【病史】

患者,女,39 岁,左眼视力逐渐下降,就诊于当地医院眼科,体查发现左侧视盘水肿,脑影像检查正常。检查期间,右眼视力也开始下降。患者无疼痛和其他视觉症状,无眼球运动痛。既往无神经系统症状,其他无异常,无规律用药,无全身症状,在视觉障碍出现之前也没有其他疾病史。

患者被转诊到皇家慈善医院,入院并接受了一系列的检查。

【体查】

入院时双眼视力分别为光感和无光感,色觉缺失,瞳孔对光反射迟钝。双眼视盘水肿,屈光间质清晰,视网膜检查正常。其余神经系统检查均正常。无全身症状。

【临床评估】

这是一个紧急病例。患者的视力逐渐丧失,无色觉,视力低到看不清色觉检查图,瞳孔对称,光反射迟钝。这种情况不一定是视神经炎。由静脉窦血栓形成引起的颅内压增高或特发性颅内压增高症(常见于体重指数 BMI 较高的年轻女性),可能出现不断发展的视乳头水肿,先累及一侧,后累及另一侧,这也可能引发上述症状,表现为视野缩小,但不会出现中心暗点。若在如此严重的病例中,则视乳头水肿可能与视网膜出血相关;后循环紊乱可能导致不对称性视力下降,并向两侧扩散;肿瘤、缺血性疾病或可逆性后部脑病综合征(PRES)(见病例 43)可能有这些表现,但不会出现双侧视盘先后水肿。前视路(例如视交叉处)的占位病变不会引发视盘水肿,但视野会表现出视交叉疾病相应的特征改变。所以在这种情况下视野是非常重要的。

患者右眼视野检查可见中心暗点(图 14.1),这可能由视神经病变引起,且双侧视盘先后水肿也提示视神经病变。

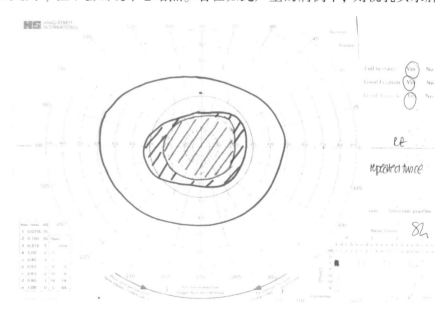

图 14.1 Goldman 视野示右眼中心视野缺损

【检查】

血液检查结果均正常，特别指出的是，ANA、抗心磷脂抗体、ENA 和 ANCA 检测结果均为阴性，水通道蛋白 4 抗体检测也为阴性。

眼部 MRI 扫描显示双侧视神经水肿并增强(图 14.2 和图 14.3)。

脑脊液压力正常，蛋白 0.3 g/dL，无细胞，寡克隆带阴性。

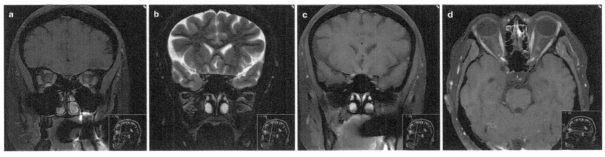

(a)：T2 加权冠状位 MRI 示双侧视神经高信号，(b)：注射造影剂后 T1 加权冠状位和轴位扫描示眼眶后可见视神经鞘复合体肿胀，(c)：右侧视神经增强，(d)：双侧视神经管内视神经增强。其他无异常，未见脑内白质病变。

图 14.2 MRI 检查结果

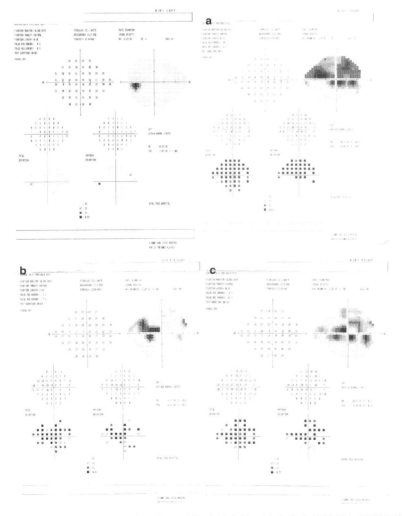

图 14.3 Humphrey 视野显示右侧视野缺损波动变化，随治疗次数的增加视野逐渐改善

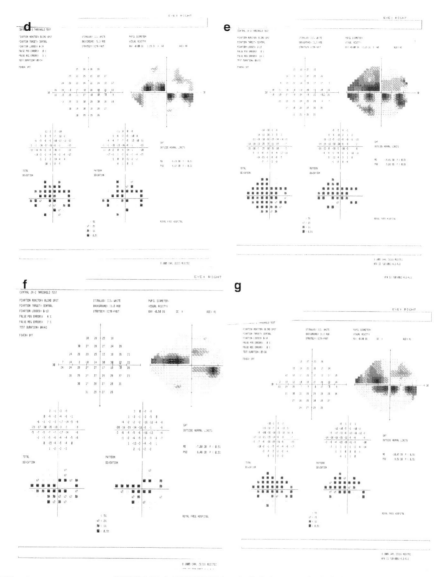

续图 14.3　**Humphrey** 视野显示右侧视野缺损波动变化，随治疗次数的增加视野逐渐改善

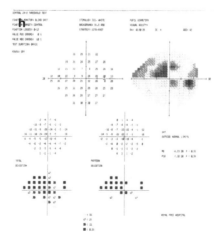

续图 14.3　**Humphrey** 视野显示右侧视野缺损波动变化，随治疗次数的增加视野逐渐改善

【治疗】

患者疑诊为肉芽肿性视神经病变，予大剂量类固醇口服治疗，病情迅速好转，一个月内中心视力恢复到了 6/36 和 6/9，但当剂量减少到 40 mg 时，双眼出现复发。应用泼尼松龙 100 mg 治疗后，视力又恢复到 6/24 和 6/6。后加用甲氨蝶呤治疗，剂量递增，视盘水肿消退。

当剂量减少到甲氨蝶呤 10 mg 和泼尼松龙 5 mg 时，患者右眼视力再次下降。逐渐增加两种药物的剂量，右眼视力遂逐渐稳定。之后，病情再次发作，但口服甲氨蝶呤 17.5 mg/周和泼尼松龙 10 mg/天后，病情稳定。患者视力为 6/9 和 6/5，右眼视盘颞侧苍白，左眼视盘正常。

【讨论】

该患者表现为复发的类固醇激素敏感性视神经炎，符合慢性复发性炎性视神经病（CRION）[1, 2]。这是经排除其他可能之后作出的诊断，尤其是排除了多发性硬化（其大约 30% 的患者会出现双侧视神经炎）、视神经脊髓炎（自身免疫性视神经病）和 CRION 具有相同的临床特征和类固醇敏感性的疾病；但仍需考虑与抗核抗体有关的疾病，如 SLE（尽管文献引用更多的是视交叉炎）、肉芽肿病（见病例 13）以及血管炎（例如 Churg-Strauss 综合征和结节性多动脉炎）。巨细胞动脉炎患者较为年轻，因此不考虑巨细胞动脉炎。

Devic 综合征与水通道蛋白 4 抗体（与 Sjogren 综合征中的抗 Ro 和 La 抗体有联系）和抗磷脂抗体有关，它通常不会引起类固醇反应性复发性疾病，且即使及时治疗，预后通常也不好（见病例 19）。双侧类固醇敏感性视神经病变也与抗髓磷脂寡突胶质细胞糖蛋白抗体的存在有关（见病例 11），本例中，治疗结束后对 MOG 抗体做了检查，结果为阴性。

感染性疾病，如鼻窦黏液囊肿、结核病、莱姆病和病毒感染，会引发单时相疾病。中毒性弱视也是单时相的（但对于该病例，需要认真考虑），它可能表现为同步或相继的视神经病变，并伴中心暗点。

双眼序贯发病的视神经病变伴视盘水肿可见于 Leber 遗传性视神经病变，虽然可以自发改善，但对类固醇无反应。然而，也有神经增强的报道（见病例 17）。

上述临床症状为典型的 CRION，其对类固醇反应快，但若类固醇剂量减得太快，或者患者需要服用大剂量免疫抑制剂（如硫唑嘌呤、甲氨蝶呤或吗替麦考酚酯），则也容易复发。该病患者大脑成像是正常的，视神经成像显示双侧病变，通常（但也不一定）伴有增强。脑脊液无细胞，但蛋白水平可能升高，没有寡克隆带。抗体检测，包括水通道蛋白 4 和 MOG，大多数情况下是阴性的[4]。

参考文献

［1］Kidd D, Burton B, Plant GT, Graham EM. Chronic relapsing inflammatory optic neuropathy (CRION). Brain. 2003；126：276-284.

［2］Petzold A, Plant GT. Chronic relapsing inflammatory optic neuropathy：a systematic review of 122 cases published. J Neurol. 2014；261：17-26.

［3］Kupersmith MJ, Burde RM, Warren FA, Klingele TG, Frohman LP, Mitnick H. Auto-immune optic neuropathy：evaluation and treatment. J Neurol Neurosurg Psychiatry. 1988；51：1381-1386.

［4］Petzold A, Pittock S, Lennon V, Magiore C, Weinshenker BG, Plant GT. Neuro-myelitis optica IgG (aquaporin-4) autoantibodies in immune mediated optic neuritis. J Neurol Neurosurg Psychiatry. 2010；81：109-111.

病例 15

【病史】

患者，女，50 岁，因右眼持续性无痛性视力下降 1 月由其验光师转诊至当地眼科。患者不伴眼球运动痛，无光幻视，医生检查发现其右眼视力下降至 6/18，视盘水肿。建议患者转诊到神经科专科治疗，转诊后患者做了脑部 MRI 检查，结果显示右侧视神经异常，无其他病变。神经科医生给予一个疗程的口服类固醇药物治疗，并建议患者转诊至皇家慈善医院神经眼科。

既往病史无特殊，无常规性用药史，系统询问无异常发现。

【体查】

右眼中心视力为指数，无色觉，有相对性传入性瞳孔障碍。左眼视力正常。右眼视盘肿大，未见视网膜或脉络膜病变，无眼球突出，眼球运动正常，三叉神经感觉正常。无其他异常神经体征。

【临床评估】

患眼有明显的视神经病变征象，中心视力下降，同侧色觉丧失，存在相对性传入性瞳孔障碍，受累视盘肿胀。

病史不符合典型的脱髓鞘性视神经炎，最不相符的是无痛及进行性视力下降（与病例 11 对照）。回顾 MRI（图 15.1），可见右侧视神经鞘复合体增大，从眼球延伸至视神经管的一段鞘复合体显示增强，而视神经未见增强。

神经放射学认为是炎性病灶或浸润，应该不是脑膜瘤。

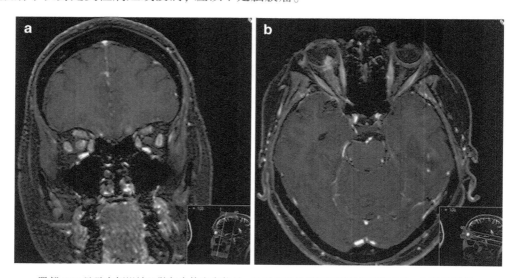

眼部 MRI 显示右侧视神经鞘复合体内高信号，从球内段经视神经管延伸至视交叉，斑片状增强。

图 15.1 眼部 MRI 检查结果

【检查】

抽血检查显示血细胞计数正常，ESR 为 20，CRP 为 12，肾功能正常，肝功能显示轻微的转氨酶升高，血清钙浓度升高至 2.70，ANA、ANCA、类风湿因子和 TPHR 均为阴性，血清 ACE 正常。蛋白电泳显示有不明显的单克隆带，IgG 升高，λ 轻链抬高，λ：κ 比值为 0.22（正常）。除显示之前感染过 EBV 外，全套病毒筛查均正常。包柔氏螺旋体、巴尔通体、隐球菌和弓形虫血清学检查均呈阴性。

MRI 扫描（图 15.1）显示右眼视神经高信号，视神经鞘增厚并且增强，说明病变发生在视神经鞘内，而非神经本身病变。

脑脊液压力正常，清亮，蛋白 0.4 g/dL，白细胞 6 个/μL，存在与血浆相匹配的寡克隆带，脑脊液葡萄糖/血糖为 3.1/7.4。

胸部高分辨率 CT 扫描显示纵隔小结节，未见肺门淋巴结病变；胸部 X 线检查可见肺实质毛玻璃样改变（图 15.2）。

10 个单位结核菌素皮内试验呈阴性，全血 γ-干扰素释放试验（QuantiFERON）为阴性。

经支气管肺活组织检查正常。支气管肺泡灌洗显示有淋巴细胞和肺泡巨噬细胞。经颈静脉肝活组织检查显示脂肪变性，但无炎症或纤维化。骨髓穿刺和活检显示造血组织正常，无浆细胞异常增值，无淋巴细胞。

α1-抗胰蛋白酶水平正常。

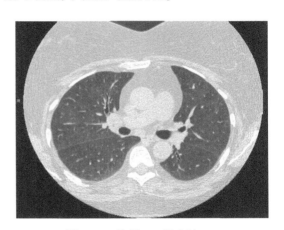

图 15.2 胸部 CT 示全肺
弥漫性毛玻璃样外观，无纤维化

该女性患者明显有系统性疾病，但一系列的检查并没有告诉我们究竟是炎症性、感染性还是肿瘤性疾病。患者的视力逐渐下降，先是下降到指数，随后为手动；呼吸系统异常、血钙升高和单克隆抗体阳性都与结节病有关，但在恶性疾病、淋巴瘤以及结核病中也可能出现。

PET/CT 扫描显示颈部、腋窝、纵隔和腹部有大量活动性淋巴结（图 15.3）。然后对颈部淋巴结进行活检，发现肉芽肿浸润与结节病一致（图 15.4）。

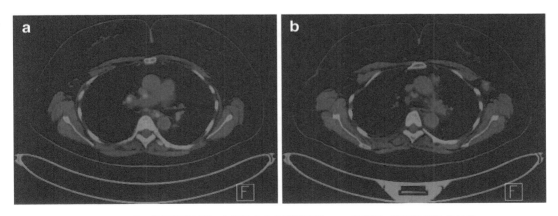

PET-CT 显示双侧颈部淋巴结、左侧腋窝和上纵隔摄取 FDG 示踪剂，腹部淋巴结亦如此。

图 15.3 PET-CT

【治疗与进展】

给予每天静脉注射甲基强的松龙和口服 60 mg 强的松治疗。治疗后患者出现轻微的反应，3 周后视力提高到 6/36。减少类固醇剂量后，视力随之下降，再次加用类固醇和静脉注射环磷酰胺后，病情有所

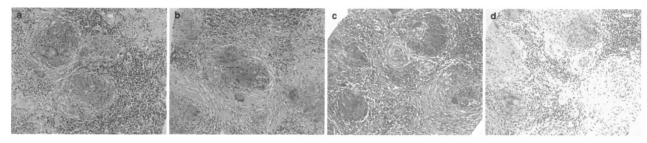

（a，b；HE，×400 倍）可见大量形态良好的上皮样肉芽肿和朗罕氏巨细胞；（c）：PAS 染色切片未见真菌感染的迹象；（d）：姜尔-尼尔逊氏（Ziehl-Neelsen，ZN）染色切片未见抗酸杆菌，其特征为慢性肉芽肿性淋巴结炎。

（皇家慈善医院细胞病理学系 Peter Isaacson 教授供图）

图 15.4　组织学检查结果

改善，全身症状减轻。此后患者一直口服低剂量类固醇和每周注射一次甲氨蝶呤，病情控制良好。患者最新的视力检测为 6/24，视野缩小。

【讨论】

用现代术语来说，视神经周围炎是一种 MRI 诊断，其增强模式与视神经炎不同。视神经炎的增强模式是视神经增强与高信号病变在同一区域。而视神经周围炎则表现为视神经鞘复合体增强，通常在轴位成像中看起来像是电车轨道，类似于视神经鞘脑膜瘤，而冠状位扫描呈现环状特征[1]，高信号在视神经内部，增强则往往在外部。

此外还有几个重要的临床差异，一般来说视神经炎患者年龄较大，视力下降比亚急性的更具进行性，疼痛也更持久。视野缺损一般不位于中心，常有周边缩小。

视神经周围炎与炎性疾病有关，包括结节病、肉芽肿性多血管炎和类风湿性关节炎，也与感染有关，如结核病和梅毒等。有人认为，视神经周围炎还与病毒介导的脑膜脑炎有关，且常见于儿童群体。对于这些病例，文献表明一般会有其他临床特征可供医生作出诊断（如本例）。在肉芽肿性多血管炎中，血沉升高，出现 ANCA（pANCA 或 cANCA），而在结核病和梅毒中，血液和影像学检查也会有其他类似的特征。病情可能较轻，伴有疼痛和轻微的视力变化，检查可见单侧或双侧视盘水肿，进而作出诊断。病毒感染相关的视神经周围炎常发于儿童，他们的脑脊液中可发现淋巴细胞增多。

不具备这些病因的患者属于特发性视神经周围炎，这在参考文献[1]中进行了研究。疼痛是突出的症状，视力下降可持续数周，而不是数天。除视盘水肿外，其他眼部检查正常。大多数病例对类固醇反应迅速且效果令人满意，但如果剂量减得过快，则可能出现复发。该研究中，治疗后除 2 例以外，其余 12 例均恢复良好。其中 1 名患者（对类固醇无反应，病情已经恶化到无光感的地步）接受了视神经鞘活检，结果显示鞘明显增厚，软膜膈扩大，并伴慢性淋巴细胞性浸润和纤维化。

参考文献

[1] Purvin V, Kawasaki A, Jacobson DM. Optic perineuritis：clinical and radiographic features. Arch Ophthalmol. 2001；119：1299-1306.

病例 16

【病史】

患者，女，43 岁，无任何症状。因其验光师在例行检查中发现她左眼有视野缺损而转诊到她的家庭医生，随后到皇家慈善医院进行进一步检查。

【体查】

双眼中心视力、色觉、瞳孔反应均正常。双眼视野异常（图 16.1），呈弓形缺损，且左眼较右眼更严重，或可描述为双颞上象限缺损。双眼视盘正常。除双眼虹膜有结节外，其余眼部检查均正常（图 16.2）。

进一步皮肤检查发现有几个大的牛奶咖啡斑和一些腋窝雀斑。

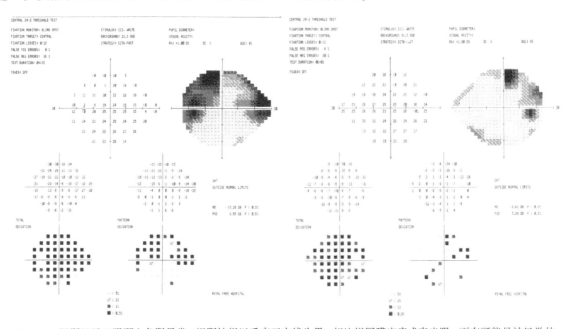

Humphrey 视野显示双眼颞上象限异常，视野缺损以垂直正中线为界，相比视网膜疾病或青光眼，更有可能是神经学的视野缺损，因此在这种情况下影像学检查是很重要的。

图 16.1　Humphrey 视野

【临床评估】

神经眼科医生经常会遇到很多有趣的病例。比如这个病例，这位女士看起来状态良好，但她的验光师怀疑她有视野缺损，推荐她去看眼科医生，她自以为不会有什么问题，直到她的视野结果显示异常。目前的情况提示需要进行进一步的皮肤检查，医生才能给出诊断结果。

除视野异常外，神经眼科检查均正常；然而，因为虹膜结节及皮肤病变，患者进行了 MRI 检查（图 16.3）。

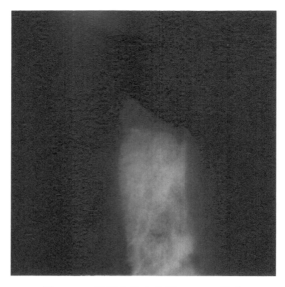

图 16.2　虹膜上的立舍氏(Lisch)结节

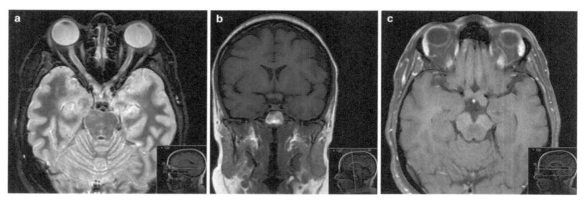

（a）：T2 加权轴位 MRI 示右侧视神经、视交叉及双侧视束均增大；（b）冠状位 T1 加权扫描和(c)注射造影剂后 T1 加权扫
描，注射造影剂后 T1 加权扫描，均未见不对称视交叉扩大的增强改变。

图 16.3　MRI 检查结果

【检查】

血液检查正常。

MRI 扫描显示右侧视神经、视交叉、视束均增大(图 16.3)，未见增强改变。

患者被转到了医院的神经遗传学科，基因检测证实她患有 1 型神经纤维瘤(NF1)。

【讨论】

视交叉神经胶质瘤

MRI 表现为良性视交叉神经胶质瘤，未见增强改变。如果病变是恶性的，则可以见到扫描增强的改变。虽然影像学扫描特征显著，但前视觉通路的功能没有受到明显的干扰，说明病变不影响正常的视觉传导过程。

视神经胶质瘤是一种不常见的肿瘤，在原发性视神经肿瘤中占比一半以上，常发生在 10 岁以下人群，从快速进行性视力丧失到未经治疗自发治愈，患者的自然病程差异显著[1]。30％的人患有 1 型神经纤维瘤[2]。

在最近一项 445 例患者的病例研究中，只有 89 名患者的年龄超过 20 岁[3]。在 131 名接受活检的患者中，年龄 20 岁以下的患者有 96% 是良性肿瘤，年龄在 20~50 岁的患者有 66% 是良性肿瘤，而 50 岁以上的患者中只有 22% 是良性肿瘤。前视觉通路恶性神经胶质瘤与神经纤维瘤病无关，老年患者可表现为发展非常快速的进行性视力障碍，并伴视交叉增大和增强，向前延伸至两侧视神经，向后蔓延至下丘脑[2]。

20% 患有 NF1 的儿童有视神经胶质瘤，而大多数患有视神经胶质瘤的儿童有 NF1。只有一半的视神经胶质瘤患者会出现有症状的视力丧失，表现为视力下降、眼球震颤、眼球突出和斜视。由于大多数人在儿童时期就被诊断为 NF1，因此会定期进行脑部扫描以确定是否有颅内并发症，甚至在无症状时[1]也能发现胶质瘤。

儿童视神经胶质瘤多为毛细胞星形细胞瘤，其他的则是毛细胞黏液样和纤维型（弥漫性）星形细胞瘤，其有丝分裂速率可能更快。恶性胶质瘤，特别是与 NF1 相关的胶质瘤，在儿童群体中非常少见[1, 4]。

仅对证实有进展的胶质瘤患者给予治疗，占 30%~50%，现在用化学药物治疗（化疗），以前用放射治疗，但放射治疗发生不良反应的风险高。视神经胶质瘤很少采用手术治疗，因为手术会导致视力下降，但对预后没有影响。经过化疗后，四分之一的患者有所改善，还有四分之一的患者继续恶化，其余患者病情无变化[5]。

1 型神经纤维瘤

NF1 是一种常染色体显性遗传病，发病率为 1/2500。一半的病例会出现新突变，因此可没有家族史。突变基因位于染色体 17q11.2 上，神经纤维瘤蛋白控制细胞生长和增殖，失活性突变引起 RAS 信号通路活化，促使 RAS 相关肿瘤形成[7]。

NF1 的所有患者均可发生周围神经纤维瘤，60% 可发生丛状神经纤维瘤，5% 发生恶性神经鞘瘤，15%~20% 可发生视路神经胶质瘤，3% 可发生颅内或脊髓神经胶质瘤，5% 可发生胚胎发育不良性神经上皮瘤，导水管狭窄和 Arnold-Chiari 畸形则很少见。NF1 的临床诊断标准见表 16.1。

95% 患者的虹膜有 Lisch 结节，99% 的病例可见脉络膜结节。Lisch 结节是虹膜的圆顶状病变，由色素细胞、成纤维细胞和肥大细胞组成，类似于神经纤维瘤。

与一般人群相比，这类患者的智力低下，癫痫、脑血管疾病和多发性硬化的发病率更高。周围神经鞘瘤可转变成为肉瘤。此外，NF1 患者胃肠道间质瘤、生长抑素瘤、嗜铬细胞瘤、白血病和乳腺癌的发病率较高[6-8]。

这位 1 型神经纤维瘤的女性患者表现为轻度视野缺损，没有恶化，这种视野缺损很可能自她童年时期患上视神经胶质瘤起就已经存在，只是没有（未来大概也不会）进一步发展。患者目前正接受监测，尚无计划治疗。

表 16.1　NF1 的临床诊断标准

患者必须具备以下两项或两项以上的临床标准
一名患 NF1 的一级亲属
6 个及以上牛奶咖啡斑
腋窝或腹股沟雀斑
虹膜有 2 个及以上 Lisch 结节
视路神经胶质瘤
2 个及以上皮肤或皮下神经纤维瘤
一个丛状神经纤维瘤
骨发育不良

参考文献

［1］Avery RA, Fisher MJ, Liu GT. Optic pathway gliomas. J Neuroophthalmol. 2011; 31: 269-278.

［2］Dutton JJ. Gliomas of the anterior visual pathway. Surv Ophthalmol. 1994; 38: 427-452.

［3］Mishra MV, Andrews DW, Glass J, Evans JJ, Dicker AP, Shen X, Lawrence YR. Characterization and outcomes of optic nerve gliomas: a population-based analysis. J Neurooncol. 2012; 107: 591-597.

［4］Fried I, Tabori U, Tihan T, Reginald A, Bouffet E. Optic pathway gliomas: a review. CNS Oncol. 2013; 2: 143-159.

［5］Fisher MJ, Loguidice M, Gutmann DH, Listernick R, Ferner RE, Ullrich NJ, Packer RJ, Tabori U, Hoffman RO, Ardern-Holmes SL, Hummel TR, Hargrave DR, Bouffet E, Charrow J, Bilaniuk LT, Balcer LJ, Liu GT. Visual outcomes in children with neurofibromatosis type 1-associated optic pathway glioma following chemotherapy: a multicenter retrospective analysis. Neuro Oncol. 2012; 14: 790-797.

［6］Ferner RE, Gutmann DH. Neurofibromatosis type 1 (NF1): diagnosis and management. Handb Clin Neurol. 2013; 115: 939-955.

［7］Niemeyer CM. RAS diseases in children. Haematologica. 2014; 99: 1653-1662.

［8］Madanikia SA, Bergner A, Ye X, Blakeley JO. Increased incidence of breast cancer in women with NF1. Am J Med Genet. 2012; 158A: 3056-3060.

病例 17

【病史】

患者，女，20岁，化妆时发现右眼中心视力轻度下降，几天后病情加重，不伴疼痛。患者就诊于当地医院的眼科急诊，检查发现双眼视力下降，视盘水肿。无其他或既往的神经系统症状，系统询问也未发现任何症状。既往病史没有特殊，没有接受常规治疗。

医生进行了一系列的检查后予以静脉注射皮质类固醇治疗，但没有什么效果，患者视力稳定，但未改善。随后她被转诊到皇家慈善医院神经眼科。

【体查】

右眼视力 6/36 N18，左眼视力 6/12 N8。色觉消失。瞳孔反应未受损，并且对称。双眼视盘均轻微水肿（图 17.1）。其他眼部检查正常，未见葡萄膜炎或视网膜病变。双眼视野显示不对称的中心盲点性暗点（图 17.2）。眼部运动正常，无其他异常神经系统体征。

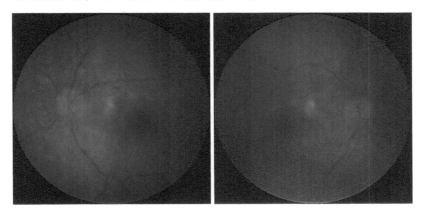

视盘彩照显示视盘周围轻度水肿，视盘周围视网膜较视盘本身水肿更严重。

图 17.1 视盘彩照

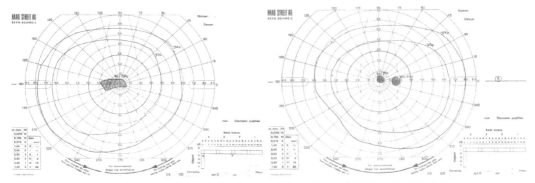

图 17.2 Goldman 视野显示右眼一个中心暗点，左侧中心盲点性暗点

【临床评估】

这位年轻女士表现为无痛性视神经病变，双眼病变的发生和发展可能是同时的，但由于左眼受影响程度较小，患者还没有注意到，所以还无法确定是否双眼同时发生。脱髓鞘性病变双侧同时发生视神经炎并不常见，且一般都伴有眼痛。引起双侧视神经病变的多为其他原因，包括结节病、SLE、CRION、AQP4 和 MOG 抗体相关、类感染性视神经炎等（见病例 11）。脱髓鞘性视神经炎应该有脑 MRI 异常（但也不一定）表现，全身炎症性疾病的线索可从血液和血清学检测结果中获得。垂体腺瘤等视交叉病变不太可能导致这种特殊的视野缺损模式，而特发性颅内压升高引起的双侧视乳头水肿则不会出现中心暗点和色觉消失。

至于瞳孔异常，很难确定其重要性。当双眼视神经都受累时，即使视力没有变化，传导阻滞的程度也可能是相似的，因此单侧视神经病变中常见的相对障碍可能并不显著。

【检查】

血常规和生化检查均正常。ANA、ENA 和 ANCA 均呈阴性。ESR、ACE、维生素 B_1 和维生素 B_{12} 均在正常范围内。包柔氏螺旋体、布鲁氏菌（患者居住在乡村社区）和巴尔通氏体属的血清学检测均呈阴性。水通道蛋白 4 抗体检测正常。

眼部 MRI 扫描正常。视觉诱发电位正常。

荧光素血管造影未见视盘或血管有渗漏（图 17.3）。

脊髓液检查显示压力正常，蛋白质和糖含量均在正常范围内，无淋巴细胞，无寡克隆带。

Leber 遗传性视神经病变基因检测显示 11778 位点发生突变。

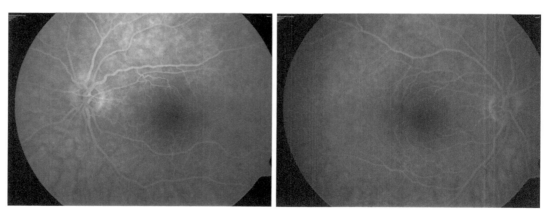

图 17.3　荧光素血管造影显示 4 分钟时视盘无荧光渗漏

【讨论】

患者的视神经病变有可能与遗传性疾病无关，她只是携带了这一基因而已，但因为我们排除了炎症和结构性原因，并且确定患者对静脉注射类固醇无反应，所以将患者的病情与遗传性疾病联系起来是合理的。患者的临床症状与之相符，随访期间视力也没有变化。患者接受的治疗是辅酶 Q-10 衍生物艾地苯醌（Idebenone）。

Leber 遗传性视神经病变

在 Leber 遗传性视神经病变的病例中，线粒体基因组的三个位点突变占 90%[1]。11778 位点突变占 70%，14484 位和 3460 位点突变各占 14% 左右，这些比例在不同人群中会有差异。这些突变目前只在 LHON 家族中发现过。遗传缺陷的外显率较低，携带致病基因的男性大约 50% 会出现视神经病变，而女性仅为 10%。20~30 岁的患者发病风险最高（男性发病年龄的中位数为 20 岁，女性稍晚），发病风险随着年龄的增长而降低。约 40% 的视神经病变的病例没有家族史。在这三种致病突变中，任何一种突变的无症状携带者视力丧失的风险在男性中为 46%，在女性中为 11%。男性致病风险是女性的 5 倍，多发年龄阶段为 10~30 岁，当然儿童和老年人也有可能患病。95% 的患者在 60 岁前会出现临床症状[1]。环境诱因也很重要，抽烟可能与发病有着密切的联系。一项回顾性研究显示，93% 的男性患者都是吸烟者。此外，某些药物（特别是抗生素，如乙胺丁醇和红霉素，以及抗逆转录病毒药物）也与突变患者视力下降的发展密切相关。

Leber 遗传性视神经病变多数表现为亚急性无痛性单侧视神经病变。25% 的患者视力丧失可同时累及双侧[2, 3]。视力下降的情况各不相同，部分患者仍能看到 6/6（20/20），而有些则完全失明，大部分患者视力下降到 6/60（20/200）或指数。患眼色觉丧失，但与炎性视神经病变相比，其瞳孔反应没有延迟（因为感光细胞层的视黑素神经节细胞未受累[4, 5]）。视野缺损程度不同，但共同点是都存在中央或中心盲点性暗点（图 17.2）。在一项病例系列研究中，87% 的病例出现中心暗点或中心盲点性暗点[3]。自症状出现后，暗点的大小和密度都会逐渐增加，且常常是绝对性的，即缺陷区域内没有光感。

眼部情况平稳，但视盘常呈现特征性外观，即盘周毛细血管扩张性微血管病变，可见视盘内毛细血管扩张，有时伴随视网膜血管充盈。水肿为盘周视网膜水肿，非视盘水肿，出于同样的原因血管造影中视盘未见荧光渗漏。这些症状可能在急性视力下降期间出现，也可能在对侧无症状眼和未患病的携带亲属中出现。也可以看到其他异常，如一般性视盘水肿、黄斑水肿、视网膜出血等。20% 的病例视盘正常。

绝大多数情况下，对侧眼会在一年内受累，通常在 8 周内，持续性的单侧受累罕见。视力可能随时间推移而改善，可能为中度改善，如在视岛内出现中心暗点，患者可能有明显感知。14484 位点突变患者的预后最好，而 11778 位点突变患者的视力改善概率最小。这种改善通常是在症状发作一年后缓慢开始，但也有的是在严重视力损害持续多年后才开始改善[6]。

参考文献

[1] Man PYW, Griffiths PG, Hudson G, Chinnery PF. Inherited mitochondrial optic neuropathies. J Med Genet. 2009; 46: 145-158.

[2] Nikoskelainen EK. Clinical picture of LHON. Clin Neurosci. 1994; 2: 115-120.

[3] Riordan-Eva P, Sanders MD, Govan GG, Sweeney MG, DaCosta J, Harding AE. The clinical features of Leber's hereditary optic neuropathy defined by the presence of pathogenic mitochondrial DNA mutations. Brain. 1995; 118: 319-337.

[4] Kawasaki A, Herbst K, Sander B, Milea D. Selective wavelength pupillometry in Leber hereditary optic neuropathy. Clin Experiment Ophthalmol. 2010; 38: 322-324.

[5] LaMorgia C, Ross-Cisneros FN, Sadun AA, Hannibal J, Munarini A, Mantovani V. Melanopsin retinal ganglion cells are resistant to neurodegeneration in mitochondrial optic neuropathies. Brain. 2010; 133: 2426-2438.

[6] Man PYW, Griffiths PG, Chinnery PF. Mitochondrial optic neuropathies – disease mechanisms and therapeutic strategies. Prog Retin Eye Res. 2011; 30: 81-114.

病例 18

【病史】

患者，男，66 岁，长期患有腰椎关节强直。2007 年成功行 L5/S1 马尾神经压迫解除手术，术后症状缓解。2012 年，患者坐骨神经痛复发，并伴有跛行症状，导致右腿 L4 和 L5 分布区域的皮肤处有冰水流下的感觉。进一步检查发现 L3/L4 处腰椎管狭窄，医生决定行减压性椎板切除术。脊柱神经外科医生实施了手术，患者术中未发生任何不良事件，如失血过多，麻醉师也没有报告心血管系统的异常。

但是，当患者在康复室醒来时，他发现自己的视力明显下降，不伴疼痛。

患者没有局部缺血性心脏病，但有高血压病史。没有高胆固醇血症或糖尿病病史，且不抽烟。有缺血性心脏病家族史，但没有中风家族史。既往史无特殊。

【体查】

右眼视力为手动，左眼视力为 6/24，无色觉。右眼存在相对性传入性瞳孔障碍。双眼视盘无水肿，眼部检查正常。

右眼无可测视野，左眼视野检查显示下方水平缺损和上部弧形缺损(图 18.1)。眼部运动正常，无其他新的异常神经系统征象。

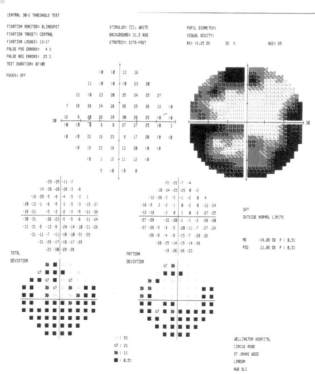

图 18.1　左眼 Humphrey 视野显示下方水平缺损和上部弧形缺损

【临床评估】

这是一个令人担忧的术后紧急情况,在麻醉和手术期间出现了双侧视神经病变。术中或术后似乎没有出现任何不良事件,因此不太可能是枕叶皮质区缺血性疾病,但不能完全排除,因为相对性传入性瞳孔障碍是唯一明确的视神经病变迹象。其他眼部疾病也应进行排查,如双侧视网膜脱离。另外,还需要考虑与前视觉通路无关的疾病,例如垂体腺瘤出血、脑膜瘤和动脉瘤等,急需进行影像学检查。

【检查】

术后血液检查正常,红细胞比容未见异常增高。生化检查正常。眼部 MRI 扫描正常。

【治疗】

患者被诊断为后部缺血性视神经病变。无可用治疗,对患者进行监测。监测 3 个月后,视盘明显变白,右眼重于左眼,视力未见明显改善。患者被记录到视力障碍认证系统。

【讨论】

从一项长达 20 年的,涉及美国两家神经眼科中心 72 例患者的研究来看,Sadda 等人[1]这样定义后部缺血性视神经病变:

①视力、视野或两者同时发生的急性严重缺损。

②同侧相对性传入性瞳孔障碍。

③视力丧失的同时,未见视盘肿胀和视盘周围出血。

④排除压迫性、炎性或其他视神经疾病(如视盘玻璃疣或青光眼)。

这项研究包括男性 34 人,女性 38 人,平均年龄为 62 岁(18~88 岁)。其中 6 例患者随后患有动脉炎(如巨细胞动脉炎);其余的患者中,28 例术后视力下降,38 例无先兆事件。87%的患者有动脉粥样硬化性疾病风险因素(高血压、糖尿病、缺血性心脏病、吸烟等)。26 例为双侧受累,尤其是动脉炎组中又做了手术的患者更容易出现双侧受累;非手术、非动脉炎组中,只有 21%累及双侧。与其他两组相比,这一组的视力丧失不那么严重,视力恢复的可能性也更大。总的来说,一半的患者视力低于 20/200(6/60)。

28 例患者在术后患上 PION;其中一半与脊柱手术有关,这些患者比其他组的患者更年轻,伴血管危险因素的可能性更低,其他术后(如心脏或腹部手术)的 PION 患者的发病风险与其他非动脉炎组的相同;另外,54%患者为双侧受累。

视神经的血液供应非常复杂(图 18.2);前部供血来自软膜丛,软膜丛由眼动脉和视网膜中央动脉的分支供血。视盘的供血网络更为丰富,由睫状后短动脉、脉络膜分支血管和来自眼动脉的软膜血管分支供应。视神经的后部仅由周围的软膜毛细血管丛供血,穿透进入视神经的部分很少,因此后部视神经的中心部分动脉供血相对较差,这将使这部分神经在低灌注压期间(如失血期)有缺血的风险。

美国麻醉学会术后视力损失登记系统对 80 例脊柱[3]术后视力损失的患者进行了多变量分析,确定男性、肥胖、预计出血量、使用胶体作为血容量替代治疗和麻醉时间都属于风险因素。关于头架压迫对眼内压的影响,以及头位低于心脏位置时导致的静脉停滞,文献给出了很多的讨论,但是都没有得出结论。

有一项研究分析了 1993—2002 年期间美国 470 万例脊柱外科手术后视力下降的发生率,显示其发生率为 0.094%;危险因素包括年龄小于 18 岁或大于 40 岁、血管危险因素和贫血[4]。另外有研究进一步分析了美国 10 年期间 560 万例外科手术后视力下降的发生率,显示心脏手术后为 8.64/10000,脊柱融合术后为 3.09/10000[5]。这里的视力下降包括所有形式的视力缺损,例如儿童心脏手术后常见的皮质性盲。

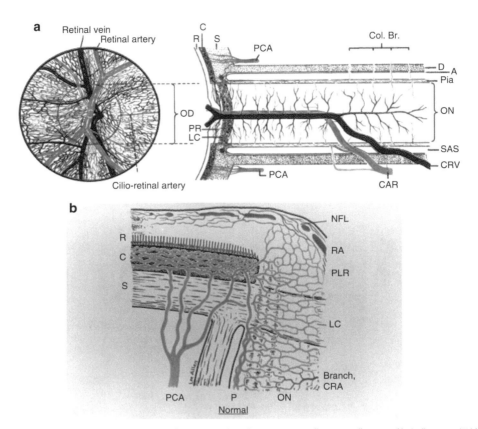

A：蛛网膜，C：脉络膜，D：硬脑膜，LC：筛板，PR：筛板前区，R：视网膜，S：巩膜，Pia：软脑膜，ON：视神经，SAS：蛛网膜下隙，NFL：视盘神经纤维层，CRA：视网膜中央动脉，ICA：颈内动脉，CRV：视网膜中央静脉，PCA：睫状后动脉，OA：眼动脉。

（经 Elsevier 公司同意，转载自 Hayreh[2]。）

图 18.2 视神经血供

参考文献

［1］Sadda SR，Nee N，Miller NR，Biousse V，Newman NJ，Kouzis A. Clinical spectrum of posterior ischemic optic neuropathy. Am J Ophthalmol. 2001；132：743-750.

［2］Hayreh SS. The blood supply of the optic nerve head and the evaluation of it-myth and reality. Prog Retin Eye Res. 2001；20：563-593.

［3］Postoperative visual loss study group. Risk factors associated with ischemic optic neuropathy after spinal fusion surgery. Anesthesiology. 2012；116：15-24.

［4］Patil CG，Lad EM，Lad SP，Ho C，Boakye M. Visual loss after spine surgery：a populationbased study. Spine. 2008；33：1491-1496.

［5］Shen Y，Drum M，Roth S. The prevalence of perioperative visual loss in the United States：a 10 year study from 1996 to 2005 of spinal，orthopaedic，cardiac and general surgery. Anesth Analg. 2009；109：1534-1545.

病例 19

【病史】

患者，女，35 岁，因右眼亚急性无痛性视力下降入院。患者症状开始于一周前，逐渐恶化至无光感、无光幻视，无眼球运动痛。左眼正常。患者既往视力良好。

患者重要的既往神经系统病史是 9 年前出现严重的四肢瘫痪，病因诊断为神经系统结节病。进一步检查发现，患者存在亚急性四肢严重无力和感觉缺失；MRI 显示颈胸脊髓纵向广泛损伤，脑脊液检测显示蛋白和部分白细胞水平升高，且可见匹配的寡克隆带。患者无系统性结节病的临床证据。此后 5 年，患者病情多次复发，起初对类固醇治疗有反应，但随着四肢瘫痪的加重，对类固醇治疗逐渐失去了反应。近 4 年患者的病情似乎一直都很稳定。康复后，患者依靠轮椅生活，在家中适应良好。患者夜间使用 BiPAP 系统进行呼吸支持。在治疗期间，除膀胱功能出现异常(因此最终做了耻骨上造瘘术)外，无其他神经系统症状。

患者没有接受常规治疗，其他方面均表现良好。患者无神经疾病家族史。

【体查】

右眼无光感，传入性瞳孔障碍，眼部检查无明显病变，视盘外观正常。左眼视力正常。

患者有严重四肢痉挛性瘫痪，仅右臂可轻微活动，肌腱挛缩。高级皮质功能正常。

全身其他系统检查正常。

【临床评估】

该年轻女士有明确的既往病史，检查结果显示单侧视神经病变，显然，既往疾病是新问题的一部分。这一表现属于复发性横贯性脊髓炎。结节病可能引起这种临床表现，SLE、干燥综合征、抗磷脂抗体综合征、副肿瘤综合征和感染(如 HIV、HTLV-1、结核病、布鲁氏菌、包柔氏螺旋体和梅毒等)也可能引起类似的临床表现。这些临床表现符合视神经脊髓炎(诊断标准见表 19.1)。

表 19.1　成人 NMOSD 诊断标准

AQP4-IgG 阳性 NMOSD 诊断标准
1. 至少有 1 个核心临床特征
2. 采用最佳方法检测 AQP4-IgG 结果为阳性(强烈推荐细胞学检测)
3. 排除其他疾病

AQP4-IgG 阴性 NMOSD 或未能检测 AQP4-IgG 的 NMOSD 诊断标准

1. 在 1 次或多次临床发作中至少出现 2 项核心临床特征，并符合以下所有要求：

(a)至少有 1 个核心的临床特征必须是视神经炎、急性脊髓炎伴长节段横断性脊髓炎或极后区综合征

(b)空间上散在分布(2 个或以上不同的核心临床特征)

(c)MRI 检查有相应改变作为附加的必要条件

2. 采用最佳方法检测 AQP4-IgG 结果为阳性，或未检测

3. 排除其他可能的诊断

续表19.1

重要临床特征

  1. 视神经炎

  2. 急性脊髓炎

  3. 极后区综合征（其他原因不能解释的呃逆或恶心、呕吐发作）

  4. 急性脑干综合征

  5. 症状性睡眠发作或急性间脑临床综合征伴 NMOSD 典型间脑 MRI 病变

  6. 症状性大脑综合征伴 NMOSD 典型脑损伤

AQP4-IgG 阴性的 NMOSD 或未能检测 AQP4-IgG 的 NMOSD 附加 MRI 必要条件：

  1. 急性视神经炎：要求头部 MRI 扫描显示（a）正常或仅显示非特异性白质病变，或（b）视神经 MRI 显示 T2 高信号病灶或 T1 加权钆增强型病变，病变范围超过 1/2 视神经长度或累及视交叉

  2. 急性脊髓炎：要求 MRI 髓内病灶≥3 个椎体节段（LETM）或既往有急性脊髓炎病史者局灶性脊髓萎缩病灶≥3 个椎体节段

  3. 极后区综合征：要求伴发延髓背侧/极后区病灶

  4. 急性脑干综合征：要求伴室管膜性脑干病变

经许可转载自第 2 条参考文献[2]。

【检查】

血液检查正常。血清 ACE、ANA、ENA、抗磷脂抗体均正常。

眼部 MRI 显示右侧视神经水肿，其内有高信号（图 19.1），整个脊髓重度萎缩（图 19.2）。几年前的扫描结果显示有重度的纵向广泛性脊髓炎（图 19.3）。

水通道蛋白 4 抗体阳性。

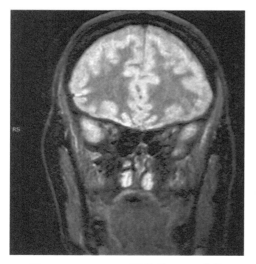 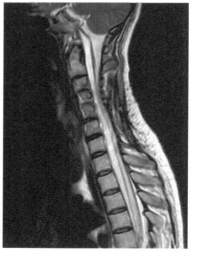 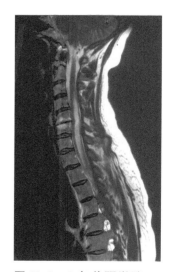

图 19.1　FATSAT 冠状位 MRI 成像 T2 像显示右侧视神经水肿伴高信号

图 19.2　T2 加权矢状位 MRI 扫描显示从延髓下部到胸部中央，脊髓明显萎缩

图 19.3　7 年前颈脊髓 T2 加权矢状位 MRI 扫描显示纵向广泛性水肿伴高信号

【治疗】

静脉注射甲基强的松龙 5 g、血浆置换 5 天，接着用利妥昔单抗 2000 mg。患者的视力提高到 6/18，视盘变苍白，但未见萎缩。脊髓损伤的征象未见改变。

【讨论】

视神经脊髓炎

视神经脊髓炎(Neuromyelitis Optica, NMO)是一种罕见的中枢神经系统炎性疾病，与多发性硬化有很大区别。其典型的特征是严重的横贯性脊髓炎和双侧视神经病变。

该病患病率在不同的遗传群体中存在差异，东南亚人群更为常见(约占所有脱髓鞘疾病的 40%，而白种人的这一比例为 1%~2%)，而在美国，非裔美国人占所有病例的三分之一。该病的患病率为(0.3~4.4)/10000[1]。该病的年龄范围覆盖较广，儿童发病率更高(在美国，儿童患者占所有病例的 10%)，年龄中位数为 39 岁，较多发性硬化的中位年龄更大。女性致病风险约为男性的 9 倍。

靶抗原为水通道蛋白 4 抗体，水通道蛋白 4 是在血脑屏障的星形胶质细胞末端中表达的一种水通道蛋白，尤其在郎飞结、突触、下丘脑的视上核和室旁核以及脑室周围的灰质(穹窿下器官、终板和最后区)中表达。

NMO 谱系障碍患者中，90% 水通道蛋白 4 抗体阳性，阳性意味着疾病复发的风险高，因此在确定有水通道蛋白 4 抗体时，一般建议采用长期免疫抑制。部分水通道蛋白 4 抗体阴性的患者，MOG 抗体阳性。

大约 50% 的患者有抗核抗体，其他大部分患者则有干燥综合征相关抗体和类风湿因子。35% 的患者有神经特异性自身抗体，如乙酰胆碱受体、电压门控钾离子通道抗体和 CRMP-5 抗体，这些抗体可能与 NMO 疾病的症状无关[1]。与之共存的自身免疫性疾病的发生率也很高，如糖尿病、甲状腺疾病、恶性贫血、乳糜泻、多发性肌炎和结缔组织疾病。NMO 还可能与恶性疾病有关，尤其是在老年人群体中，NMO 可作为副肿瘤综合征的表现之一。

患者脑脊液中淋巴细胞、中性粒细胞和嗜酸性粒细胞较多，蛋白水平升高，IL-6 水平升高，寡克隆带出现率为 30%。

脊髓炎表现为纵向广泛病变，在 MRI 上占 3 个以上的椎体节段。以前认为脊髓炎不影响脑部，但现在有越来越多的证据表明，60% 的患者有脑室周围或基底部位的脑损伤，这与上述水通道蛋白 4 抗体的患病率相对应。患者可能出现包括尿崩症在内的下丘脑功能障碍，并出现与极后区受累相关的恶心和持续性呃逆综合征[1, 2]。

视神经受累不再是诊断的先决条件(表 19.1)，但却是一个非常常见的临床表现。提示患者可能患有 NMO 相关视神经炎的表现包括双侧视神经同时受累、视交叉受累、最低视力较差和水平视野缺损[2]。一项包含 30 例患者的研究中[3]，28 例为女性，23 例患有视神经炎，除 4 例外其余的都是球后视神经炎。该 4 例患者表现为双侧同时发病的视神经炎。所有患者都是复发性的，平均每名患者复发 2.7 次。单眼和双眼严重视力丧失的中位时间分别为 2 年和 13 年。

与 MS 相关性视神经炎相比，NMO 相关性视神经炎的最低视力一般较低，且转归不如 MS[4]；MRI 显示其病灶长度更长，更靠近后方，甚至延伸至视交叉和视束；OCT 显示视网膜神经纤维层更薄[5]。

现代治疗技术使视力下降的预后有了很大的改善，与之前相比，进展到严重视力丧失的患者变少。

该病的发病机制是水通道蛋白 4 抗体的释放，水通道蛋白 4 抗体与星形胶质细胞结合，从而引发严重的免疫级联反应，导致中性粒细胞、淋巴细胞和巨噬细胞活化，补体介导的细胞毒性造成星形胶质细胞、少突胶质细胞和轴突损伤和死亡。病理表现为血管周围神经的脱髓鞘、星形胶质细胞和轴突丢失、组织坏死等免疫激活，可同时影响灰质和白质的结构。

自发现水通道蛋白 4 抗体并将此疾病与多发性硬化鉴别以来，治疗有了很大的改善；起初发现类固醇治疗很有帮助，不过现在公认的治疗方法是免疫抑制和血浆置换；使用硫唑嘌呤、吗替麦考酚酯和甲氨蝶呤进行免疫抑制，以及早期使用利妥昔单抗，可以促进恢复，减少组织破坏，并降低复发率。使用 eculizumab(一种 C5 补体抑制剂)和 toculizumab(一种抗人白细胞介素 6 受体的中和抗体)进行实验性单克隆抗体治疗也可能带来更好的疗效[1]。针对多发性硬化症的治疗如 β 干扰素等可能使患者病情恶化[6]。

参考文献

[1] Pittock SJ, Lucchinetti CF. Neuromyelitis optica and the evolving spectrum of autoimmune aquaporin-4 channelopathies: a decade later. Ann N Y Acad Sci. 2016; 1366: 20-39.

[2] Wingerchuk DM, Banwell B, Bennett JL, Cabre P, Carroll W, Chitnis T, de Seze J, Fujihara K, Greenberg B, Jacob A, Jarius S, Lana-Peixoto M, Levy M, Simon JH, Tenembaum S, Traboulsee AL, Waters P, Wellik KE, Weinshenker BG, International Panel for NMO Diagnosis. International consensus diagnostic criteria for neuromyelitis optica spectrum disorders. Neurology. 2015; 85: 177-189.

[3] Merle H, Olindo S, Bonnan M, Donnio A, Richer R, Smadja D, Cabre P. Natural history of the visual impairment of relapsing neuromyelitis optica. Ophthalmology. 2007; 114: 810-815.

[4] Levin MH, Bennett JL, Verkman AS. Optic neuritis in neuromyelitis optica. Prog Retin Eye Res. 2013; 36: 159-171.

[5] Merle H, Olindo S, Donnio A, Richer R, Smadja D, Cabre P. Retinal peripapillary nerve fiber layer thickness in neuromyelitis optica. Invest Ophthalmol Vis Sci. 2008; 49: 4412-4417.

[6] Palace J, Leite MI, Nairne A, Vincent A. Interferon beta treatment in neuromyelitis optica: increase in relapses and aquaporin 4 antibody titers. Arch Neurol. 2010; 67: 1016-1017.

病例 20

【病史】

患者，女，26 岁，因逐渐加重的头痛和视力模糊到当地医院急诊科就诊。头痛表现为无明显诱因的突发广泛性头痛。患者虽有血管搏动感，但并没有偏头痛的特征。随着病情的加重，瓦尔萨尔瓦动作（如咳嗽、用力）时头痛也逐渐加重。视力正常，但从坐位到立位时，视力会有 10 秒左右的下降，然后再恢复，感觉就像是一片乌云从双侧视野中掠过。

患者乏力逐渐加重，夜间发热、盗汗、全身酸痛，疲乏感明显。没有流感样症状。近来，患者腿部开始水肿、发黑，最后胫前出现红色突起且伴有疼痛。进一步询问得知，患者从十几岁开始就反复出现口腔溃疡，后来发展为生殖器溃疡且伴疼痛。

患者身体其他部位情况良好，无既往病史，没有接受过任何治疗。无神经系统疾病家族史。

【体查】

入院时，患者的视力为 6/5 N5，色觉正常。视野没有进行正规测试。眼部检查显示双侧视乳头水肿，前房正常，视网膜未见异常。

全身检查显示虽然没有发热，但全身状态不佳。胫前皮肤有轻微的隆起性红色皮损，腿部皮肤整体呈暗色，伴凹陷性水肿。软腭和扁桃体有几处 1cm 大小的触痛性溃疡，外阴唇黏膜上也有两处。

患者转诊到皇家慈善医院。

【临床评估】

该患者表现为严重的、进行性的系统性疾病，伴有头痛、视盘水肿，最初虽未累及视力，但随后出现了单侧视力下降。

神经眼科疾病

患者的视力正常，但视盘水肿，说明最不可能的是双侧视神经炎性疾病，因为双侧视神经炎性疾病不可避免地会影响到视神经的功能。在存在全身性血管病变并造成局部缺血的情况下，视盘偶见水肿，但是最初不会引起缺血性视神经病变，并且通常只持续很短的时间。

患者描述的短暂视觉改变称为视觉遮蔽，这与视乳头水肿有关（见病例 34 的讨论）。该患者为年轻女性，未超重，这些都不是特发性颅内压增高的危险因素，因为特发性颅内压增高在年轻肥胖女性中的患病率增加 20 倍。特发性颅内压增高综合征可由药物摄入引起，如维生素 A（包括维甲酸）、四环素、碳酸锂、胺碘酮、环丙沙星、苯妥英和孕酮，也可由代谢性疾病引起，如 Addison 病、甲状腺功能减退、甲状旁腺功能减退和肾功能衰竭。

全身性疾病

患者有明显的全身不适，而且越来越严重。首先要考虑感染、炎症和血管炎，然后需考虑肿瘤性疾病。在患者这个年龄，淋巴系统疾病比上皮恶性肿瘤更常见。伴全身性症状的脑膜疾病，应考虑的感染原因为 HIV、疱疹病毒感染（特别是 EBV 和 HHV 6、7）、结核病、梅毒、汉赛巴尔通体（猫抓病）、伯氏疏螺旋体（莱姆病）和惠氏螺旋体（Whipple 病）。

口腔及生殖器溃疡是一个诊断要点，尤其是在病变多次复发且长期存在的情况下。免疫缺陷和过敏等免疫系统疾病（如 Stevens-Johnson 综合征、结节病、Behçet 综合征）、结缔组织病（如类风湿性关节炎，干燥综合征和系统性红斑狼疮）、B27 相关疾病（如 Reiter 综合征）等，都可能引起本病例中口腔及生殖器溃疡的症状。此外，炎症性肠病（如 Crohn 病和溃疡性结肠炎）和乳糜泄也应考虑在内。

根据患者的年龄，血管炎性疾病应考虑 Takayasu 动脉炎（更常见于女性，但伴动脉病变）、结节性多动脉炎（更常见于男性，伴有乙肝，但更伴有动脉病变）、冷球蛋白血症（伴丙肝）、肉芽肿性多血管炎（伴鼻窦和脑膜疾病及肾衰竭）和 Churg-Strauss 综合征（伴嗜酸性粒细胞增多和哮喘）。

【检查】

ESR 为 80，CRP 为 156。生化检查正常，血常规在正常范围内。ANA、ENA、ANCA、抗心磷脂和肌内膜抗体均呈阴性。HIV、乙肝、丙肝、EBV、HHV6 血清学检查均呈阴性。胸腹和骨盆 CT 扫描显示各个器官正常，但双侧髂静脉广泛血栓形成。

头部 MRI 扫描未见实质病变，但明显可见整个上矢状窦有血栓形成（图 20.1a 和图 20.2）。MRI 显示视神经鞘扩张，表明有鞘内压力增加（图 20.1 b）。

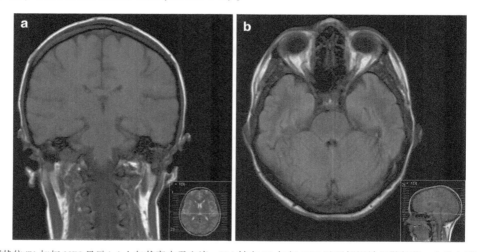

冠状位 T1 加权 MRI 显示(a)上矢状窦内无血流，(b)轴向 T2 加权 MRI 示两侧视神经鞘扩张，未见空蝶鞍（提示虽然压力升高，但该现象是最近才出现的）。

图 20.1　MRI 检查结果

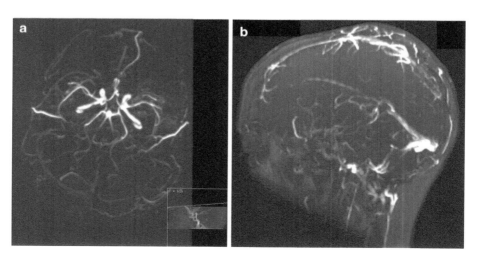

图 20.2　MR 静脉造影显示上矢状窦内无血流

脑脊液压力>40 cm H$_2$O，成分正常。脑脊液糖/血糖比值为 3.2/5.4，病原体培养及 PCR 检测均为阴性。

【评估】

患者长期存在不定期发作的口腔及生殖器溃疡、皮肤病变、结节性红斑、髂静脉和上矢状窦血栓形成，说明 Behçet 综合征是最可能的诊断。

给予患者静脉注射大剂量类固醇和皮下注射肝素治疗，同时密切监测视野变化。脑脊液压力未下降，视野开始缩小。为了快速减压，行腰腹分流术。术后视野逐渐稳定并慢慢扩大，视乳头水肿得到缓解。

目前患者口服泼尼松龙和硫唑嘌呤，缓慢停用类固醇，同时密切观察全身性疾病是否复发以及复发时间。

视乳头水肿

视盘因轴浆运输受阻而水肿，压力升高阻止轴浆回流，导致轴浆聚集在视乳头处。这个过程需要 1~5 天。视乳头水肿的第一个征象是视盘鼻侧呈 C 形水肿，颞侧依然清晰。然后，水肿蔓延至颞侧，视杯不再明显可见。随着水肿的蔓延，视杯亦变得十分模糊，视网膜神经纤维层明显水肿。视盘呈粉红色，视盘表面血管变得模糊。

视乳头水肿并不影响视力，除非视功能受到了影响。然而，颅内压持续性严重升高会导致视盘缺血，从而引起视功能受损(参考病例 34)，视野可见小的弓形缺损、鼻侧阶梯以及有时出现的鼻侧暗点。视野向心性缩小可用于评估压力升高的严重程度。如果不解决颅内压问题，视盘就会变得苍白，即持续性的视神经萎缩。萎缩的神经不会水肿(因为没有轴突，所以也没有轴浆流)。

假性视乳头水肿

视盘经常没有水肿却看上去像水肿。远视眼可表现为假性视乳头水肿，视盘体积小，因此显得拥挤并充血；视盘玻璃膜疣也可表现出假性视乳头水肿，并有时伴一过性视力模糊；视盘倾斜也可表现为假性视乳头水肿，它一侧位于视网膜内，另一侧则从视网膜向外凸出。

视盘玻璃膜疣看起来像是视盘表面的突起，尽管它们可能埋藏在内部。视盘玻璃膜疣的视盘升高，视杯消失，但视盘不会充血，毛细血管也不会扩张。视盘玻璃膜疣经常钙化，所以 CT 扫描和眼部超声检查可以发现。

【讨论】

Behçet 综合征

Behçet 综合征是一种罕见的自身炎症性疾病，可出现口腔和生殖器溃疡，伴有皮肤损伤、关节炎、胃肠道受累以及影响视力的视网膜血管炎和葡萄膜炎[1]。这种疾病在土耳其比较普遍，而在所谓的"丝绸之路"国家(横跨地中海两岸，从中东一直延伸到日本)发病率更高[2]。Behçet 综合征与 HLA B51 有着明显的相关性，在土耳其，70%的患者 HLA B51 阳性(对照组为 14%)，欧洲的其他地区则要低得多(可能仅为 20%)。此病可增加皮肤、血管和眼部受累的风险，但不增加神经系统并发症的风险[3]。

70%的患者眼部受累，如果不治疗，必然会导致严重损害。出现非肉芽肿性前葡萄膜炎和后葡萄膜炎，以及视网膜血管炎导致的血管阻塞和伴黄斑瘢痕的缺血性青光眼[4]。

5%~10%的患者神经系统受累。80%的患者发展为脑膜脑炎，其中一半有脑干损伤，其他部分的神经系统也可能受到影响。不常有进行性病程，大多数为单发病灶(因为免疫抑制可防止其复发)，而1/3的患者表现为更具损害的复发性疾病，需要大剂量的免疫抑制和生物制剂治疗[5]。

Behçet 综合征血管受累

在伊斯坦布尔大学 Behçet 综合征门诊就诊的 5970 名患者中，882 名(14.7%)患者存在血管受累[6]，其中女性仅占 10%，血管受累出现的中位时间为诊断后 1.4 年(0~4.9 年)。87%的患者出现了下肢深静脉血栓(13 例并发上肢深静脉血栓),9%的患者出现上腔静脉血栓形成,8%的患者出现下腔静脉血栓形成,2.4%的患者有 Budd-Chiari 综合征。10%的患者有外周动脉血栓形成,6%的患者有肺动脉血栓形成,4%的患者有静脉窦血栓形成。静脉窦血栓形成的患者中约有一半同时出现深静脉血栓或肺动脉血栓形成,或二者兼有。

另一项关于 Behçet 综合征静脉窦血栓形成的系统回顾研究[7]表明,约有一半的患者有上矢状窦血栓形成,1/3 的患者有横窦和乙状窦血栓形成。少数患者有海绵窦受累、皮质静脉及颈静脉血栓形成。除发生视神经病变或脑出血外,整体预后良好,复发不常见。患者接受类固醇和免疫抑制治疗。由于血栓形成的发病机制是内皮细胞的炎症,目前还没有证据表明有蛋白 C 和蛋白 S 等促血栓形成因子的激活,因此是否需要抗凝治疗仍是一个尚未解决的争论。尽管如此,作者仍建议在采用免疫抑制治疗的同时加用抗凝。

参考文献

[1] Yazici H, Fresko I, Yurdakul S. Behçet's syndrome: disease manifestations, management and advances in treatment. Nat Clin Pract Rheumatol. 2007; 3: 148-155.

[2] Verity DH, Marr JE, Ohno S, Wallace GR, Stanford MR. Behçet's disease, the Silk Road and HLA-B51: historical and geographical perspectives. Tissue Antigens. 1999; 54: 213-220.

[3] Maldini C, Lavalley MP, Cheminant M, de Menthon M, Mahr A. Relationships of HLA-B51 or B5 genotype with Behçet's disease clinical characteristics: systematic review and metaanalyses of observational studies. Rheumatology (Oxford). 2012; 51: 887-900.

[4] Zierhut M, Abu El-Asrar AM, Bodaghi B, Tugal-Tutkun I. Therapy of ocular Behçet disease. Ocul Immunol Inflamm. 2014; 22: 64-76.

[5] Al-Araji A, Kidd DP. Neuro-Behçet's disease: epidemiology, clinical characteristics and management. Lancet Neurol. 2009; 8: 192-204.

[6] Tascilar K, Melikoglu M, Ugurlu S, Sut N, Caglar E, Yazici H. Vascular involvement in Behçet's syndrome: a retrospective analysis of associations and the time course. Rheumatology (Oxford). 2014; 53: 2018-2022.

[7] Aguiar de Sousa D, Mestre T, Ferro JM. Cerebral venous thrombosis in Behçet's disease: a systematic review. J Neurol. 2011; 258: 719-27.

第三部分

鞍区病变

病例 21

【病史】

患者，女，18 岁，因向右看时出现缓慢进展的水平复视到眼科就诊。起初 4 周内病情轻微，后来右眶周疼痛加重，无其他症状。患者其他方面良好，最近刚进入大学学习。

【体查】

双眼中心视力 6/5 N5，色觉正常；三叉神经感觉正常。右侧水平凝视时，右眼外展受限。患者无其他异常神经体征，全身检查正常。

【临床评估】

这位年轻女性患者全身情况良好，眼部病程为进行性加重，伴有疼痛出现。没有其他异常体征可帮助确定病变部位，但疼痛的出现提示病变更有可能在神经通路的前部（眼眶内、眶尖或海绵窦）。颅底病变与第 V 对脑神经和第 VI 对脑神经有关，神经通路的后部病变（桥小脑角或脑干内）则与第 VII 脑神经和听力受损及共济失调有关。鉴别诊断见附录 3。患者最可能的病因是肿瘤和炎性病变，影像学检查是首先需要完善检查，也是主要的检查之一。

【检查】

ESR、血细胞计数、生化筛查均正常。

眼眶 MRI 扫描显示右侧海绵窦附近有一病灶，注射造影剂后明显增强（图 21.1）。

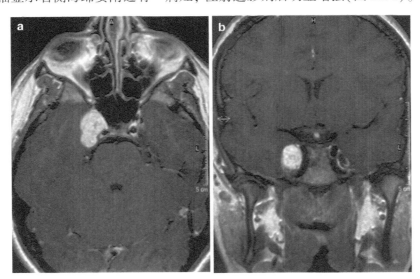

T1 加权增强型 MRI 轴位(a)和冠状位(b)成像显示右侧海绵状窦附近大面积扩张性病变，但无脑膜增强和脑膜尾征。

图 21.1　MRI 检查结果

影像学考虑为以下肿瘤和炎症性疾病：

神经鞘瘤	结节病
脑膜瘤	特发性眼眶炎症反应综合征
浆细胞瘤	Rosai-Dorfman 综合征
淋巴瘤	Erdheim-Chester 病
	黏液囊肿
	结核病(TB)

神经外科医生对手术摘除的利弊进行了大量的讨论：他们认为虽然手术简单，但存在手术不良事件的风险；直接进行放射治疗是不明智的，因为该病存在许多其他的鉴别诊断，且放射治疗也存在不良反应，特别是对于年轻患者，存在垂体功能衰竭的严重不良反应。

因此患者接受了活组织检查。结果显示中度分化的肿瘤细胞，梭形细胞交叉成束(图 21.2)。

随后患者接受了分割适形放射治疗，总剂量为 50 Gy，分 28 次完成。自此肿瘤未见增长，只是患者垂体功能已经衰弱，需要皮质醇支持治疗。患者月经正常。

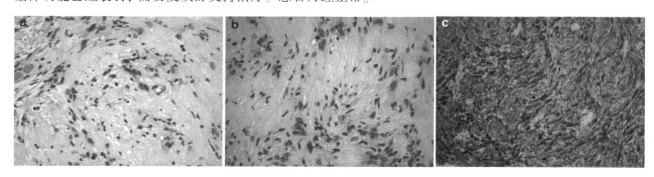

组织学检查显示为中度分化的肿瘤细胞，梭形细胞交叉成束，未见有丝分裂象，表现为 Antoni B 型(网状型)良性神经鞘瘤。
(英国伦敦皇家慈善医院神经学研究所神经病理学顾问 Malcolm Galloway 博士供图)。

图 21.2　组织学检查结果

【讨论】

脑神经鞘瘤

神经鞘瘤属于生长缓慢的良性肿瘤，占所有颅内肿瘤的比例不到 10%。神经鞘瘤起源于神经胶质施旺细胞髓鞘边缘。与前庭神经鞘瘤关系最密切的是 2 型神经纤维瘤(典型双侧肿瘤)，但其他脑神经也可能受到影响。

非前庭神经鞘瘤很少见。由第 V、Ⅷ 对脑神经引起的神经鞘瘤是迄今为止最常见的，源于感觉神经的神经鞘瘤远多于源于运动神经的神经鞘瘤。源于第 Ⅸ 至 Ⅻ 对脑神经的神经鞘瘤往往发生在颅底、枕骨大孔或颅外[1]。神经鞘瘤的表现特征是受累神经功能失调(一些三叉神经鞘瘤表现为外直肌轻度瘫痪)，当发病部位靠前时，例如靠近海绵窦时，也会出现头痛。影像学表现为均匀增强的广泛球形病变，见于多种疾病，需要与脑膜瘤、动脉瘤等进行鉴别。

由第 Ⅲ、Ⅳ、Ⅵ 对脑神经引起的神经鞘瘤更加罕见。迄今为止，报道的外展神经鞘瘤仅有 20 例。这些肿瘤位于桥小脑角，毗邻海绵窦或眶尖[2]，偶尔也发生在海绵窦内或眼眶内。

早期的神经外科病例报告和系列研究显示，放射治疗具有复发风险小、手术并发症发生率低的优点，已经取代外科手术成为了"肿瘤控制"的首选方法。在一项前庭神经鞘瘤病例系列中，97% 的患者成功地实现了肿瘤控制[3]。在另一项三叉神经鞘瘤病例系列中，93% 的患者肿瘤体积缩小[4]。此外，在另一项关于源自海绵窦的外展神经鞘瘤的小型病例系列研究中，有 3 名患者病情稳定，没有复发迹象；另 1 名患者则出现视神经病变，且随着肿瘤的囊性变性，复视加重。

参考文献

［1］ Sarma S，Sekhar LN，Schessel DA. Nonvestibular schwannomas of the brain：a seven year experience. Neurosurgery. 2002；50：437-448.

［2］ Nakamura M，Carvahlo GA，Samii M. Abducens nerve schwannoma：a case report and review of the literature. Surg Neurol. 2002；57：183-188.

［3］ Boari N，Bailo M，Gagliardi F，Franzin A，Gemma M，del Vecchio A，Bolognesis A，Picozzi P，Mortini P. Gamma knife radiosurgery for vestibular schwannoma：clinical results at long-term follow-up in a series of 379 patients. J Neurosurg. 2014；121(Suppl)：123-142.

［4］ Pan L，Wang EM，Zhang N，Zhou LF，Wang BJ，Dong YF，Dai JZ，Cai PW. Long-term results of Leksell gamma knife surgery for trigeminal schwannomas. J Neurosurg. 2005；102(Suppl)：220-224.

［5］ Hayashi M，Chernov M，Tamura N，Yomo S，Ochia T，Naquai M，Tamura M，Izawa M，Muraqaki Y，Iseki H，Okada Y，Takakura K. Gamma knife surgery for abducens nerve schwannoma：report of four cases. J Neurosurg. 2010；113：136-143.

病例 22

【病史和体查】

患者，女，68 岁，因右眼中心视力丧失就诊于当地眼科急诊。患者右眶周疼痛已持续 3 个月，后期加重。患者无其他症状，身体状态良好。既往无重大疾病史，无规律用药史。

初步检查：左眼中心视力 6/5 N5，色觉正常。右眼指数，无色觉，存在相对性瞳孔传入障碍。右眼屈光间质透明，视盘水肿，视网膜正常，未见棉绒斑或视网膜内出血。右眼视野可见中心暗点（图 22.1）。

初步治疗：影像学检查正常，初步诊断为巨细胞动脉炎，给予口服大剂量糖皮质激素。3 天后，眼眶疼痛和视力均未见改善，因此患者被转诊到皇家慈善医院接受神经眼科检查。

检查结果无变化，疼痛依旧严重。未见眼球运动受限，无其他异常的神经体征。

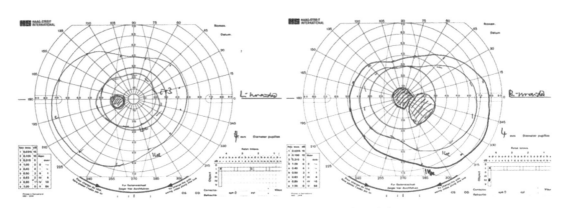

图 22.1　Goldman 视野显示右眼中心暗点

【进一步检查】

患者 ESR 40，CRP 5，其余生化检查均正常。血清 ACE 无明显升高。ANCA、ENA 或其他自身抗体阴性。

复查影像学检查（图 22.2），眶尖可见环绕视神经肿块。

脑脊髓液（CSF）检查未见异常，淋巴细胞数目 4 个/μL，蛋白、葡萄糖含量均正常，细胞学检查未见恶性肿瘤细胞。

胸部 X 线检查示正常，胸、腹及骨盆 CT 扫描正常。

右侧颞动脉活检未见血管炎的临床证据。

【进一步治疗】

该临床综合征最可能的病因是转移癌、淋巴瘤或肉芽肿性疾病引起的浸润，因此需进行组织学诊断，给予经眼眶外侧壁行右眼眶减压术。术中未见实性肿瘤或炎性肿块，抽吸脓液，进行细胞病理学检

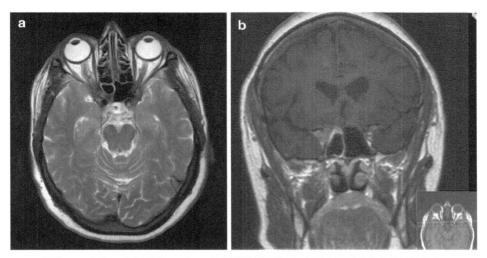

眼眶 MRI 成像 T2 加权轴位（a）和 T1 加权增强冠状位（b）显示右眼眶尖环绕视神经肿块。

（经 O'Toole 等人同意后转载）

图 22.2 眼眶 MRI 成像

查，发现真菌菌丝（图 22.3），并培养出了烟曲霉菌。

术后患者发生真菌性脑膜炎和脑梗死，致病情恶化，推测为动脉炎所致。静脉注射两性霉素后病情有所改善，但视力未恢复，左侧轻偏瘫。

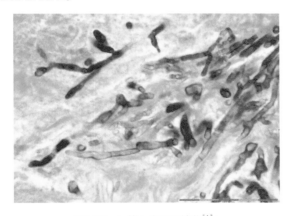

（经 O'Toole 等人许可后转载[1]）

图 22.3 显微照片显示大量分枝分隔菌丝（Grocott 六胺银染色法，物镜 60 倍）

【讨论】

该老年女性患有疼痛性视神经病变，首先考虑巨细胞动脉炎是正确的。影像学检查虽然起初被认为是正常，但实际上复查发现了眶尖病变，且该病变与巨细胞动脉炎诊断无关，进一步检查也未能找到潜在的系统性感染性或肿瘤性病因。疼痛性和无痛性眶尖综合征的病因详见附录 3 表 1。肿瘤性病因（未知原发灶的转移，或可能性较小的淋巴瘤转移）是最有可能的，其次是感染性病因，其中细菌感染（包括结核感染）比真菌感染的可能性要大。病理学组织检查是确诊的唯一方法。

曲霉菌等真菌引起的鼻旁窦感染常见于免疫功能低下的患者，尤其是糖尿病患者、长期服用类固醇的患者以及有淋巴系统紊乱和免疫缺陷的患者。非侵袭性曲霉病的病变局限于鼻窦或肺部，侵袭性曲霉病的传播则与溃疡、组织破坏和血源传播相关。也可能出现亚急性的侵袭形式，在这种形式中，脉管炎和肉芽肿性炎症的发展可导致组织纤维化。

当感染自鼻旁窦开始扩散时，可导致眶尖综合征，表现为疼痛性视神经病变和眼肌麻痹[2,3]，也可能发展为慢性肥厚性脑膜炎[4]。

开颅手术常因真菌性脑膜脑炎和脑血管炎的出现而变得复杂[2,3]，死亡率很高。不过，当眼眶病变与鼻窦疾病相关时，通过内镜检查可获取组织样本，也可使手术并发症的发生率和死亡率显著降低。

在一项印度的病例系列报告中，大多数病例与曲霉属真菌相关[5]，而在一项澳大利亚的病例系列报告中，大约1/3的病例与曲霉属真菌相关，另有1/3与接合菌有关[6]。

治疗方法是静脉注射抗真菌药物，接着口服伊曲康唑或伏立康唑；部分病例仅口服抗真菌药物治疗亦有效[6]。

参考文献

[1] O'Toole L, Acheson JA, Kidd D. Orbital apex lesion due to Aspergillosis presenting in immunocompetent patients without apparent sinus disease. J Neurol. 2008; 255: 1798-1801.

[2] Hedges TR, Leung LE. Parasellar and orbital apex syndrome caused by aspergillosis. Neurology. 1976; 26: 117-120.

[3] Fernando SSE, Lauer CS. Aspergillus infection of the optic nerve with mycotic arteritis of cerebral vessels. Histopathology. 1982; 6: 227-234.

[4] Ismail AR, Clifford L, Meacock WR. Compressive optic neuropathy in fungal hypertrophic cranial pachymeningitis. Eye. 2007; 21: 568-569.

[5] Pushker N, Meel R, Kashyap S, Bajaj MS, Sen S. Invasive aspergillosis of orbit in immunocompetent patients: treatment and outcome. Ophthalmology. 2011; 118: 1886-1891.

[6] Thurtell MJ, Chiu AL, Goold LA, Akdal G, Crompton JL, Ahmed R, Madge SN, Selva D, Francis I, Ghabrial R, Ananda A, Gibson J, Chan R, Thompson EO, Rodriguez M, McCluskey PJ, Halmagyi GM. Neuro-ophthalmology of invasive fungal sinusitis: 14 consecutive patients and a review of the literature. Clin Experiment Ophthalmol. 2013; 41: 567-576.

病例 23

【病史】

患者，女，74岁，因突发剧烈头痛伴恶心于急诊就诊。患者同时出现水平复视，并在接下来的24小时内加重。头痛表现为右侧搏动性剧烈头痛，并放射至右眼部位。患者有不伴视觉先兆的普通型偏头痛病史多年，双侧均受累，一般对舒马曲坦反应良好。

患者既往有高胆固醇血症病史和无症状的动脉粥样硬化病史，无高血压病史，无吸烟史。

【体查】

屈光间质及视盘均正常。右眼外展受限，其余方位眼球运动正常。提上睑肌功能对称。右眼瞳孔小于左眼。三叉神经功能未受损。第Ⅸ至Ⅻ对脑神经及其他神经系统检查均正常。

【临床评估】

该女性患者醒来时出现剧烈头痛及复视，这有别于她平常的偏头痛，且疼痛感也更重，她因此就诊于急诊。急诊科医生考虑偏头痛和第Ⅵ对脑神经微血管病变，不伴中风迹象，可回家或转诊至神经眼科。后续检查显示为孤立性第Ⅵ对脑神经病变。这种疼痛明显提示三叉神经受累，但检查结果并不支持这一点。虽然在没有其他异常体征的情况下，很难确定病变的准确位置，但一般同侧疼痛表明病变位于前颅窝。后颅窝（如脑干）的病变不会引起疼痛，且会有其他脑干或者锥体长束征。

瞳孔不等大是一种常见现象，并且在老年患者中越来越常见，30%的老年患者存在瞳孔不等大。该患者右眼瞳孔小于左眼，需检查确定哪侧瞳孔有问题，是右眼瞳孔异常小还是左眼瞳孔异常大？进行明、暗环境下的瞳孔检查（附录2）或许会有帮助。

进一步检查是必要的。急性期应该考虑：占位病变如垂体腺瘤伴出血（垂体"卒中"），蝶骨嵴脑膜瘤，眼眶、眶尖或海绵窦转移性病变，源于鼻窦并延伸至眼眶的炎性或感染性病变，感染性或肿瘤性颅底病变，鼻后部浸润（如鼻咽癌、淋巴瘤和继发性肿瘤）以及巨细胞动脉炎。

【检查】

瞳孔评估结果给出了有用信息：正常光照下，右眼瞳孔小于左眼；亮光照射下（间接检眼镜照射双瞳孔），瞳孔差异度减小；暗环境下，瞳孔差异更加明显。虽然未见上睑下垂，但瞳孔的改变提示病变在右侧交感神经通路上。因此，患者可能存在 Horner 综合征。Horner 综合征和第Ⅵ对脑神经病变同时存在，说明病变部位一定是在海绵窦内见下文。

血常规及生化筛查均正常。ESR 和 CRP 未见升高。眼科斜视检查证实右侧第Ⅵ对脑神经病变（图 23.1）。眼眶 MRI 扫描显示右海绵窦增大，侵蚀右侧前床突（图 23.2）。CT 血管造影显示海绵窦内颈内动脉有部分血栓形成的动脉瘤（图 23.3）。

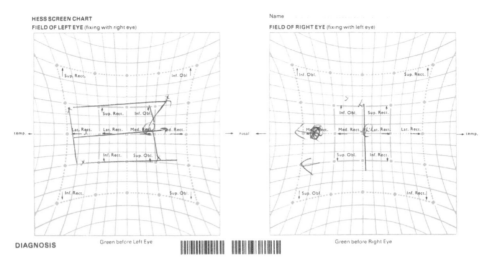

图 23.1　Lees 筛检显示右眼外展受阻

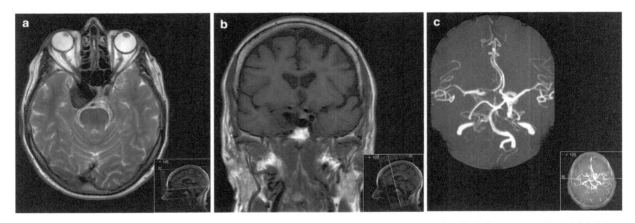

眼眶 MRI 显示右侧海绵窦中有一巨大肿物，使梅克尔（Meckel）腔闭塞；异常区域 T2 加权序列信号减弱（a），T1 像可见旁侧同心性轻度增强信号，与海绵窦段颈动脉瘤部分血栓形成相一致（b）；颅内 MRA（c）显示有一些干扰信号，提示动脉瘤管腔内存在流量减少的部分通畅血流。

图 23.2　眼眶 MRI 检查结果

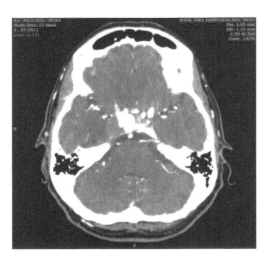

眼眶 CT：右侧海绵窦扩张，伴中高密度影，并有一定程度向蝶鞍内侧延伸。同时伴有右侧前、后床突侵蚀，岩斜交界区上侧变薄。图示为部分血栓形成的巨大海绵窦内动脉瘤，矢状面最大尺寸为 20 mm。

图 23.3　眼眶 CT

【处理】

医生建议将患者转至介入血管神经放射专科进行支架植入术，患者拒绝。其影像学和临床检查均保持稳定。

【讨论】

海绵窦内颈内动脉瘤在所有的颅内动脉瘤中仅占5%左右，在源于颈动脉的动脉瘤中占14%[1]，且相比男性，50岁以上女性更为常见。海绵窦内颈内动脉瘤起源于海绵窦，并逐渐占据整个窦腔，因其外有一层硬脑膜作为外壁，所以其破裂极为罕见。海绵窦内颈内动脉瘤内部含有因层流减少而产生的血凝块，可导致短暂性脑缺血发作（TIA）。动脉瘤可能不断生长，进而压迫眶尖，引起视神经病变，侵蚀蝶窦，导致鼻出血，甚至累及垂体窝。海绵窦内动脉瘤有可能累及双侧。

海绵窦内颈内动脉瘤可导致眼肌瘫痪，因此其临床表现中常伴有复视；其中第Ⅵ对脑神经病变是最常见的特征，因为外展神经要穿过靠近动脉的海绵窦侧壁（图23.4）。眼交感通路节后神经纤维在海绵窦内从颈内动脉外膜穿出，与外展神经并行，然后汇入三叉神经眼支，进入眼眶。上方走行的动眼神经和滑车神经在后期会受到压迫。早期会出现三叉神经受累并伴疼痛，通常表现为偶发性和撕裂性三叉神经痛，眼和上颌分支感觉功能的定性衰减不常见，常较晚出现。

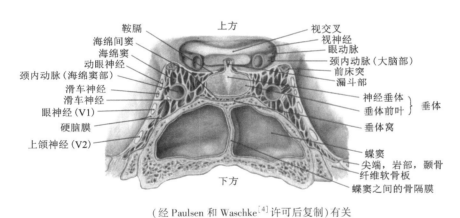

（经 Paulsen 和 Waschke[4] 许可后复制）有关

图 23.4　海绵窦横断面图显示其与第Ⅲ、Ⅳ、Ⅴ、Ⅵ对脑神经及颈内动脉

【并发症】

此类动脉瘤的破裂风险很小（原因见上文）。但如果动脉瘤超出窦部，延伸进入蛛网膜下隙，那么有可能造成蛛网膜下隙出血，颅内出血也会发生。即使只是动脉狭窄，短暂性脑缺血发作（TIA）也有可能出现，还有报告称患者出现中风。若窦内动脉瘤破裂，则可能出现颈动脉海绵窦瘘（CCF），眶内静脉压升高，导致静脉充盈，引发结膜水肿、眼球突出（一般是搏动性）、复视加重和视力丧失[2]。其发病速度取决于血流量：高流量CCF的起病具有暴发性，常伴有搏动性眼球突出和眼眶杂音，且有明显的球结膜水肿，并伴结膜和巩膜血管"动脉化"；低流量CCF的发病可能延续数月。

【治疗】

若临床表现不是进展性的，且没有疼痛，则可以选择观察病情，定期进行影像学检查。不过，随着现代血管内治疗的应用越来越广泛，且其并发症的发生率低[3]，选择性栓塞技术和支架植入常用于改善临床症状[3]。也可以在血管造影时进行球囊栓塞评估侧支循环后，实施更为传统的颈动脉闭塞手术。

参考文献

［1］Newman SA. Aneurysms. In：Miller NR，Newman NJ，editors. Walsh and Hoyt's clinical neuro-ophthalmology. 6th ed. Philadelphia：Lippincot Williams and Wilkins；2005. p. 2188-2192.

［2］Miller NR. Carotid-cavernous sinus fistulas. In：Miller NR，Newman NJ，editors. Walsh and Hoyt's clinical neuro-ophthalmology. 6th ed. Philadelphia：Lippincot Williams and Wilkins；2005. p. 2263-2283.

［3］Penchet G，Mourier K. Collaborative retrospective multicentre series of giant intracavernous carotid aneurysms. Neurochirurgie. 2015；61：366-370；epub Mar 21.

［4］Paulsen F，Waschke J. Sobotta Atlas of Human Anatomy，15th ed. Munich：ⓒ Elsevier GmbH，Urban & Fischer；2011.

病例 24

【病史】

患者，女，68 岁，仰视时出现复视且病情在 3 个月内稍加重。眼科医生检查未见异常后转诊至斜视医生，后又转诊至神经眼科诊所。多年来患者左眼一直不适，但无疼痛和麻木感，双眼视力相同。

患者服用抗高血压药物，无糖尿病病史。患者无其他不适，继续做接待员工作。

【体查】

双眼中心视力和色觉正常，瞳孔反应对称，视野完整，视盘正常。眼球运动检查显示第一眼位出现右上隐斜视，仰视时加重，俯视时正常。Lees 筛检（图 24.1）显示内收受限，遮盖试验没有发现这一点。面部感觉检查正常，其他脑神经未见损伤。

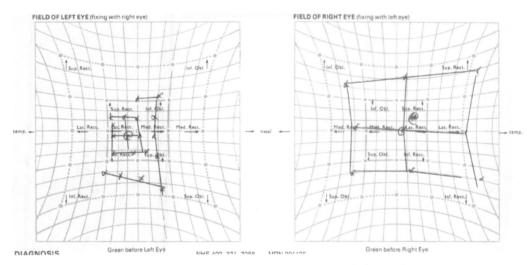

图 24.1　Lees 筛检测试图显示左侧上睑提肌和内直肌反应不足

【临床评估】

该患者出现左侧第Ⅲ对脑神经上分支的病变，瞳孔未受累。第Ⅲ对脑神经在眶尖处分为上、下两分支，下分支进入眶内，支配内直肌、下直肌和下斜肌，上分支支配上睑提肌和上直肌。由于该患者的临床特征涉及第Ⅲ对脑神经上分支和支配内直肌的下分支，因此病变部位一定是在前颅窝，接近眶上裂或就在眶上裂处，但不在眼眶内。因为没有视神经病变的证据，所以一定是前颅窝病变。

鉴别诊断见附录 3，其他体征未能帮助确定病变部位。患者接受了影像学检查。

【检查】

MRI 扫描显示有一大肿块位于左侧海绵窦中，向内延伸至视神经交叉正下方的鞍上池，向前延伸至眶尖（图 24.2）。注射钆后，肿块呈现均匀性增强，海绵窦段的颈内动脉看起来变细，但未闭。

【治疗】

诊断考虑为海绵窦区脑膜瘤。因在患者这个年龄不太可能发生炎症性疾病(如结节病和眼眶炎性疾病)和感染(如结核和蝶窦黏液囊肿),更何况她身体其他方面均表现良好,同时血液检查结果也正常。

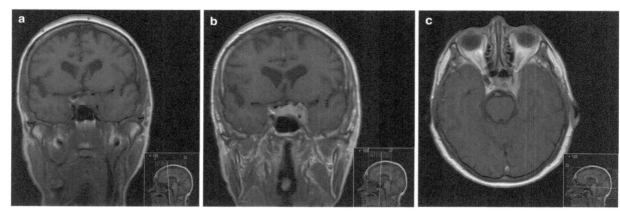

T1 加权冠状 MRI 成像(a)和注射造影剂后的 T1 加权冠状 MRI 成像(b)显示自左侧海绵窦出现了一个均匀的、边界清楚的肿块,肿块向上延伸到鞍上池,向前延伸至眶尖。病变明显增强(b, c),属于典型的脑膜瘤。

图 24.2　MRI 检查结果

治疗方案:建议持续观察随访,不进行手术治疗,以免损伤邻近的神经结构、颈动脉和垂体。如果病变扩大,及时进行放射治疗。

4 年随访期间,患者病情保持稳定,MRI 未见脑膜瘤扩大。

【讨论】

颅底脑膜瘤

脑膜瘤占所有脑肿瘤的 20%。脑膜瘤起源于蛛网膜中的上皮细胞,位于硬脑膜蛛网膜层的外表面。在一项 262 例病例系列研究中,46% 的病例起病于大脑凸面、大脑镰或小脑幕,其他病例则起病于颅底[1]。女性脑膜瘤的发病率是男性的两倍,且随着年龄的增长,发病率也会增加。大多数脑膜瘤每年可生长 0.02~0.24 cm,生长速度慢,所以一般直到中年时期才会出现症状。多数脑膜瘤呈环周式生长,坚固且经常钙化。有些脑膜瘤为高血管性,可能会自发出血。块状脑膜瘤较扁平状脑膜瘤更常见,后者占所有脑膜瘤的比例不到 10%,常见于蝶骨嵴。扁平状脑膜瘤以薄片形式渗入硬脑膜,然后进入下面的骨质;慢慢地,这些脑膜瘤诱发比块状脑膜瘤更突出的骨质增生,然后导致进行性突眼,但无其他异常神经症状。因这个部位的脑膜瘤无法切除,故复发率高且复发早[2]。

颅底脑膜瘤可起源于嗅沟、蝶骨嵴、斜坡、桥小脑角和枕骨大孔(图 24.3)。蝶骨嵴脑膜瘤可以是侧位或者中位。中位脑膜瘤累及海绵窦,甚至整个鞍

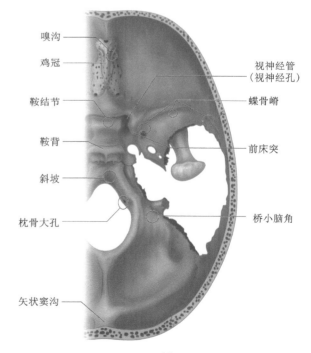

嗅沟
鸡冠
鞍结节
鞍背
斜坡
枕骨大孔
矢状窦沟

视神经管
(视神经孔)
蝶骨嵴
前床突
桥小脑角

(改编自 Anderson[8]:图 7-38)

图 24.3　颅底图所示为颅底脑膜瘤的常发部位(表 24.1)

旁区都有可能受累。

脑膜瘤对放射治疗敏感，许多系列报道显示其引起肿瘤收缩的应答率为 40%，行立体定位放射治疗后，10 年期无进展生存率为 75%~90%[3-5]。12~16 Gy 的照射剂量似乎有效，同时放射治疗相关并发症的发生率较低（放射治疗相关并发症发生率为 25% vs 显微切除术相关并发症发生率为 60%[6]）。

海绵窦区脑膜瘤

海绵窦区脑膜瘤是少见的，仅占颅内肿瘤的 1%，但对神经眼科医生来说是非常重要的，因为其临床表征涉及第 II 至第 VI 对脑神经。它们不能被切除，任何形式的减瘤手术或积极切除都不可避免地会加重脑神经功能缺损。术后 20 年复发率仍然很高[3-5]。

脑膜瘤表达生长抑素受体。有研究显示，使用 PET 示踪剂（如 Ga-68-DOTA-TATE）可以在脑膜瘤内观察到示踪剂结合，这在其他肿瘤内（如转移瘤）是看不到的[7]。通过这种影像学检查可以帮助确诊，明确治疗方案，并避免在治疗前获取病理组织诊断的风险。

表 24.1　颅底脑膜瘤及其神经眼科损害

嗅沟	8%		嗅觉缺失症（单侧，然后完全缺失）
			癫痫，失禁，意志力丧失
			Foster Kennedy 综合征：同侧视神经萎缩并伴对侧视乳头水肿
			单侧视神经病变
			双侧视神经病变伴双鼻侧视野缺失
蝶骨嵴	16%	蝶骨嵴外 1/3	癫痫，占位效应，面神经核上瘫
			颞部骨质增生导致的眼球突出
			侧视复视
			隐匿性视神经萎缩
		蝶骨嵴中 1/3	眼球突出
			蝶骨嵴外 1/3 脑膜瘤的临床表现
			蝶骨嵴内 1/3 脑膜瘤的临床表现
		蝶骨嵴内 1/3	眶上裂综合征
			海绵窦综合征
			眼球突出（骨肥厚）
			眼球突出（静脉充血）
鞍旁	12%		视交叉综合征
			视束病变
斜坡	少见		第 V、VI、VII、VIII 对脑神经受累
			脑积水
			桥小脑角综合征
桥小脑角	13%		第 V、VI、VII 对脑神经受累，共济失调
			痉挛状态
			脑积水
枕骨大孔	3%		咳嗽性头痛
			头部运动刺痛
			下跳性眼球震颤
			上部脊髓病变

动眼神经异常再生

当神经的完整性遭到破坏时，穿过该神经的轴突必须重新生成。如果不能沿循先前的路径，原本以某一块肌肉为导向的轴突可能会转而通向另一块肌肉，从而引起功能紊乱。这在医学上称为连带运动，常见于面部神经病变。例如，当动眼神经受到动脉瘤或外伤(包括神经外科手术)的影响时，就可能发生连带运动。如果不存在此类初因事件，就必须寻找病因，病因通常是未被识别的海绵窦区脑膜瘤或动脉瘤。

　　一般情况下，眼睛向下移动或内收时，眼睑会抬高；眼睛外展时，眼睑会压低。眼睛向下看或内收时，瞳孔可能缩小。

参考文献

［1］Condra KS, Buatti JM, Mendenhall WM, Friedman WA, Marcos Jr RB, Rhoton AL. Benign meningiomas: primary treatment selection affects survival. Int J Radiat Oncol Biol Phys. 1997; 39: 427-436.

［2］Mirone G, Chibbaro S, Schiabello L, Tola S, George B. En plaque sphenoid wing meningiomas: recurrence factors and surgical strategy in a series of 71 patients. Neurosurgery. 2009; 65: 100-108.

［3］Klinger DR, Flores BC, Lewis JJ, Barnett SL. The treatment of cavernous sinus meningiomas: evolution of a modern approach. Neurosurg Focus. 2013; 35: E8.

［4］Mendenhall WM, Friedman WA, Amdur RJ, Foote KD. Management of benign skull base meningiomas: a review. Skull Base. 2004; 14: 53-60.

［5］Vera E, Iouiescu JB, Raper DMS, Madhavan K, Lally BE, Morcos J, Elhammady S, Sherman J, Komotar RJ. A review of stereotactic radiosurgery practice in the management of skull base meningiomas. Skull Base. 2014; 75: 152-158.

［6］Sughrue ME, Rutkowski MJ, Aranda D, Barani IJ, McDermott MW, Parsa AT. Factors affecting outcome following treatment of patients with cavernous sinus meningiomas: clinical article. J Neurosurg. 2010; 113: 1087-1092.

［7］Klingenstein A, Haug AR, Miller C, Hintschich C. Ga-68-DOTA-TATE PET/CT for discrimination of tumors of the optic pathway. Orbit. 2015; 34: 16-22.

［8］Anderson JE. Grant's atlas of anatomy. 7th ed. Baltimore: Williams and Wilkins; 1978.

病例 25

【病史】

患者，女，27 岁，产后 8 周出现牙痛。牙医建议拔掉前臼齿，患者接受了建议，并在局部麻醉下拔掉了前臼齿。

不久之后，患者出现了轻微的呼吸道症状，伴咳嗽、多痰，之后发热。一天后，患者出现头痛、畏光加重，伴有呕吐，遂至当地医院就诊。

此前患者没有接受过常规治疗。妊娠和分娩都很顺利，母乳喂养正常。婴儿没有任何传染性疾病。

【体查】

患者表现出嗜睡、畏光、呼吸急促、痛苦面容。发热，体温为 39.5℃。颈强直明显，Kernig 征阳性。急诊检查未发现其他神经系统体征。

【初步检查】

PO_2 7.5，CRP 308，血常规示中性粒细胞增多。胸部 X 线检查显示出斑片状的阴影。

脑部 CT 扫描正常，之后进行了脑脊髓液检查。未做压力测定。脑脊液生化检查结果：蛋白升高至 2.0 g/dL，白细胞计数 140×10^9/L，单核细胞 90%，中性粒细胞 10%，葡萄糖含量 2.0 mmol/L（正常为 5.7 mmol/L），革兰氏染色呈阴性。

患者接受静脉注射头孢曲松 2 g 一天两次，等待血液和脑脊液培养结果。

【临床过程】

患者病情恶化：睡意加重，假性脑膜炎征象增多，出现复视。患者被转到皇家慈善医院。

皇家慈善医院体查：嗜睡、发热、呼吸过速。能够分清时间和地点，痛苦面容，伴疼痛。右侧眼球突出，右外直肌无力导致内斜视。床旁检查显示中心视力正常，未见相对性传入性瞳孔障碍。

无其他异常的神经体征。

【临床评估】

这位年轻女士于产后出现感染性疾病，首先出现的是上呼吸道感染、喉咙痛，然后发展为头痛、嗜睡和脑膜炎。很显然，这是细菌感染所致，诊断考虑脑膜炎。起初的急诊治疗及时且恰当。脑脊液检查显示白细胞计数增多和蛋白含量增加，葡萄糖含量降低；但白细胞主要是单核细胞，降低的葡萄糖水平仍有 2.0 mmol/L，这与细菌性脑膜炎不符。

如何理解出现复视和眼球突出的症状呢？急性细菌性脑膜炎期间出现脑神经病变，这是很常见的，尤以第 Ⅱ、Ⅲ、Ⅵ、Ⅷ 对脑神经病变最常见。但眼球突出提示有眼眶疾病，应考虑脓肿的可能性。而眼球突出和同侧第 Ⅵ 对脑神经病变也明确提示海绵窦病灶，以及急性感染时的海绵窦血栓形成。急需进一步的检查。

【进一步检查】

检查示 CRP 仍然升高，患者需要浓度 35% 的氧气来维持氧饱和度。胸部 CT 扫描显示有斑片状浸润，但未见纵隔淋巴结或瘤性病灶。血清 ACE 正常，ANA、ANCA 阴性。

眼眶 MRI 扫描证实右侧海绵窦血栓形成（图 25.1）。

镓–67 扫描（图 25.2）未见全身炎性或瘤性表征，显示右侧颅底吸收。放射科医生针对感染、肿瘤（包括淋巴瘤）和结节病进行了鉴别诊断。

血液培养显示坏死梭形杆菌。

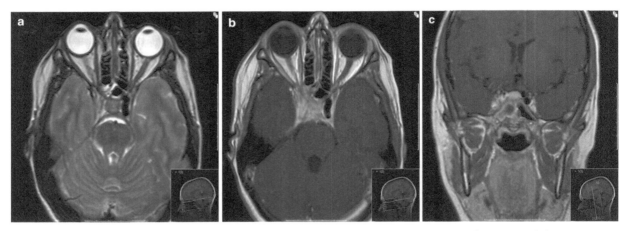

（a）眼眶轴位 T2 加权 MRI 扫描显示右侧海绵窦扩张，海绵窦内右颈内动脉口径减小，内腔因缓慢的"滴流"而出现高信号；（b）注入造影剂后的轴位和（c）冠状位 T1 加权 MRI 显示相同特征；（c）与血管上端相对应的小信号缺失，这或许代表床突上段有逆行的动脉血流。（感谢皇家慈善医院神经放射科顾问医生 Lloyd Savy 博士）。

图 25.1　眼眶 MRI 检查结果

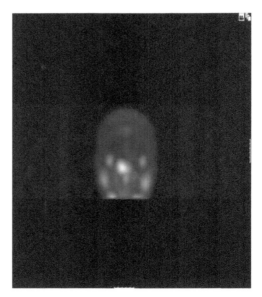

图 25.2　右侧病变范围内可见镓–67 吸收，与感染相符

【治疗】

坏死梭形菌对阿莫西林和盐酸多西霉素敏感，患者接受了静脉注射阿莫西林 1 g，每天 3 次，及口服盐酸多西霉素 200 mg，每天 1 次。同时，先给予低分子量肝素，然后口服华法林。患者病情好转，表现为头痛缓解，眼球突出消退，只是第Ⅵ对脑神经病变恢复缓慢，血液指标正常。

【讨论】

海绵窦血栓形成

眼眶静脉血流经海绵窦，因此当海绵窦有血栓形成时，静脉压会升高，导致眼球突出、结膜水肿和视网膜静脉扩张。疼痛是很常见的，眼肌瘫痪逐渐加重；最初外直肌受累，然后所有眼肌肉均可能受到累及。眼睫状后动脉、视网膜中央动脉或眼动脉血栓形成引起的视神经病变也很常见。90%的患者伴有疼痛。大多数患者起病于感染；无菌病例较为罕见，可见于创伤(包括手术)后[1]。

典型的脓毒性病例与头颈部感染有关，包括鼻窦炎、牙齿感染、中耳炎、咽和扁桃体感染，甚至皮肤感染，如疖病和丹毒。大多数病例是由链球菌和葡萄球菌感染引起的。很明显，感染途径是通过面静脉进入翼状丛，然后到达海绵窦。

影像学检查显示海绵窦扩张，尤其是正常的凹陷变成了凸面，并伴静脉高压征象，特别是眼上静脉扩张和眼球突出。对于脓毒性病例，通常能够找到直接的感染证据，包括脑膜强化[2]。

治疗方法是抗菌治疗，虽然死亡率已经从80%降到了20%，但无可否认，这种疾病仍是一种严重疾病。尽管诊断及时、治疗恰当，许多患者还是对治疗反应不佳。另一只眼也可能受累，幸存者的并发症发生率很高，如复视和视神经病变。

Lemierre 综合征

Lemierre 综合征是一种与口咽脓毒病有关的疾病，口咽脓毒病涉及颈内静脉血栓形成。在抗生素尚未出现之前，这种疾病相当常见且致命[3]。如今，这种病的发病率为百万分之三，且在年轻人中较为常见(平均年龄20岁)。男性比女性更容易患病。80%的病例是由坏死梭形杆菌感染引起的，坏死梭形杆菌是一种厌氧革兰氏阴性杆菌，占菌血症的比例不到1%[3]。

该病通常发生在喉咙痛1~2周后，伴发热、寒战和全身症状；若出现厌氧菌败血症，可导致血源性败血症扩散，特别是肺部扩散，则导致肺脓肿或脓胸。肺栓塞也很常见，脓毒性关节炎和肝脓肿也有出现。最近的一个病例还出现了大脑额叶脓肿[4]。

血栓可引起咽扁桃体炎并扩散到咽后间隙，导致血栓性静脉炎和扁桃体周围静脉血栓形成，并波及颈内静脉。血栓继续扩散，可通过岩静脉窦进入到海绵窦。

Kuppalli 在回顾性研究中发现22例患者伴有神经系统受累，其中10例与海绵窦血栓形成有关，5例与静脉窦血栓形成有关，6例与脑梗死有关，8例与脑脓肿、细菌性脑炎或硬脑膜下腔脓肿有关[4]。他们还注意到，未存在 Lemierre 综合征的患者也与脑并发症有关，包括脓肿和静脉窦血栓形成，以及颈动脉炎导致的脑梗死。这些症状与化脓性中耳炎相关，而不与咽扁桃体炎相关。

甲硝唑和头孢曲松是首选的治疗药物，抗菌药物耐药性至今较为罕见。不建议使用抗凝剂[4]。

参考文献

[1] Desa V, Green R. Cavernous sinus thrombosis: current therapy. J Oral Maxillofac Surg. 2012; 70: 2085-2091.

[2] Olson KR, Freitag SK, Johnson JM, Branda JA. Case records of the Massachusetts General Hospital: case 36-2014. An 18 year old woman with fever, pharyngitis and double vision. N Engl J Med. 2014; 371: 2018-2027.

[3] Riordan T. Human infection with Fusobacterium necrophorum (necrobacillosis), with a focus on Lemierre's syndrome. Clin Microbiol Rev. 2007; 20: 622-659.

[4] Kuppalli K, Livorsi D, Talati NJ, Osborn M. Lemierre's syndrome due to Fusobacterium necrophorum. Lancet Infect Dis. 2012; 12: 808-815.

病例 26

【病史】

女，40 岁，轻微视物模糊。双侧颞区剧烈头痛已有一段时间，后来还伴有轻微的背景跳动。这些症状持续了数周，每次发作时间持续 1~2 天，然后自行缓解。既往无头痛病史（如青春期偏头痛）。

患者既往无其他症状，身体条件良好。患者在当地眼科接受了评估，进行了影像学检查，随后被转至皇家慈善医院。

【体查】

双眼中心视力 6/9 N6。色觉正常。瞳孔反应对称。视野（图 26.1）显示双侧对称性颞上象限盲。眼屈光间质清晰，双侧视盘颞侧对称性苍白。无其他异常的神经症状。

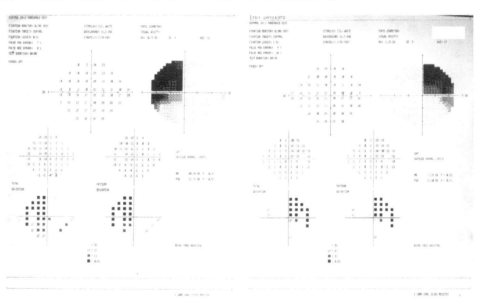

图 26.1　发病时的 Humphrey 视野

【临床评估】

色觉和瞳孔反应均对称，没有明确的证据表明视神经病变。双侧视野改变表现为颞侧缺损，提示存在视交叉病变。病变有可能在垂体窝，由下而上，引起上视野较下视野更早地丢失（附录 1）。由此首先应完善 MRI 扫描。

【检查】

MRI 扫描（图 26.2）显示囊肿自垂体窝上升并压迫视神经交叉。未见异常增强，病灶内及邻近无肿块，囊肿壁可见增强。

血液检查正常。垂体检查显示泌乳素和皮质醇水平正常，促卵泡激素(FSH)、黄体生成素(LH)、胰岛素样生长因子1(IGF-1)和甲状腺功能也均正常。

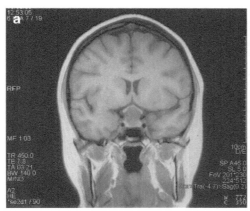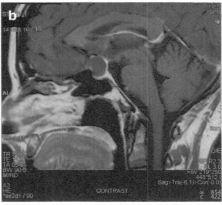

(a)T1加权冠状位MRI(MRI)扫描显示囊肿自垂体窝向上延伸，在中线处抬高视神经交叉；(b)注射造影剂后的T1加权矢状位MRI显示囊肿壁吸收造影剂，囊肿内未见吸收。

图26.2 MRI检查结果

【治疗】

MRI结果显示为典型的Rathke裂囊肿。考虑到该患者出现了多种症状，特别是视野缺损，遂对患者行经蝶窦囊肿穿刺术；视力未完全恢复。之后严密随诊，检测囊肿变化。3年后患者病情复发，进行了第二次手术。此时患者视野有轻度恶化(图26.3)，但没有继续加重。

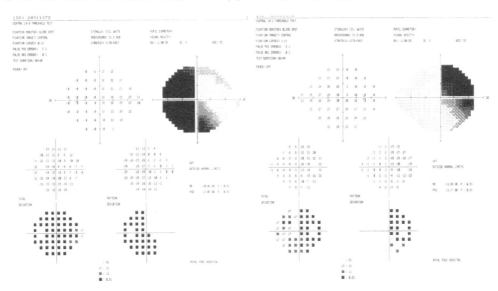

图26.3 第二次手术后的Humphrey视野

【讨论】

垂体的胚胎发育

口腔外胚层内的细胞增殖并形成一个贮袋，即垂体基板，基板内陷并与口腔外胚层分离，向上迁移(作为Rathke袋)，穿过颅咽管，直到与腹侧间脑接触(图26.4[1]、[2])。Rathke袋前壁内的细胞分化形成腺垂体，后壁内的细胞分化形成垂体中间部(图26.4[3])。腹侧间脑形成神经垂体，以及下丘脑、第三脑室和视交叉。分离腺垂体和神经垂体的裂隙称为Rathke裂隙。

据推测，在该区域形成的各种囊性结构具有相同的基本发病机制，起源于 Rathke 袋的细胞继续留存，并保留了形成上皮结构的能力。因此，Rathke 裂囊肿、皮样和表皮样囊肿、乳头型和牙釉质型颅咽管瘤有着相同的起源。这些病变出现相同的组织学特征的情况较为常见。

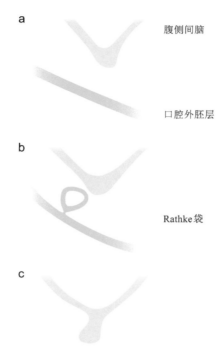

a ···················· 腹侧间脑

···················· 口腔外胚层

b

···················· Rathke袋

c

图 26.4　垂体和下丘脑的胚胎学

Rathke 裂囊肿

Rathke 裂囊肿在女性中更为常见，一般发病年龄为 30~50 岁。儿童时期少见，由此表明该病症进展缓慢，病程可长达数十年。囊肿壁薄，内含黏稠的胶状物质。囊肿壁由立方上皮或柱状上皮、纤毛和黏液分泌细胞组成，常见鳞状上皮化生。囊肿液中含有胆固醇和蛋白质。

头痛是最常见的表现症状，40%的病例都伴有头痛。虽然当 MRI 显示囊肿液密度更大时（T1 加权成像显示高信号）头痛更常发生，但实际上头痛与囊肿的大小或位置无关[2]。

视野缺损与囊肿的大小和位置明显相关[3]。内分泌功能失调有可能发生，据报道最常见的是高泌乳素血症[1]，尿崩症不常见。

偶有囊肿破裂，并诱发类似垂体卒中的化学性脑膜炎。

囊肿体积较小时，可视为蝶鞍内囊性病变。随着体积的增大，病变填满垂体窝，呈哑铃状（如本例）。如果确定是垂体"偶发瘤"且无症状，则应该继续观察；一项研究显示，61 例患者中只有 30%的患者出现病变增大[4]。视野缺损者，可采取手术治疗，虽然术后脑脊液渗漏发生率高（25%），但复发不常见（参考文献[4]中复发率为 18%）。蝶鞍内病变可采取经蝶窦手术，鞍上病变必须采取额部开颅术。

颅咽管瘤

如上所述，这些病变也可来自 Rathke 袋的胚胎残余。与 Rathke 裂囊肿不同的是，这些参与细胞具有分裂活性，更有可能引发神经功能损伤。颅咽管瘤患病率呈双峰型；儿童患病的中位年龄为 8 岁，成人患病的中位年龄为 50 岁以上。

儿童型病变属于釉质瘤，伴囊肿形成，与 β 环蛋白基因突变有关，这在成人型中是不存在的，成人型病变的组织学表现主要是乳头状鳞状肿瘤。

儿童患者表现为下丘脑功能紊乱，包括生长迟缓和肥胖。无论是儿童还是成人，患者都会出现头痛和视野缺陷。绝大多数病变位于蝶鞍上，鞍内囊肿较少见。治疗方法为手术治疗，但由于复发率很高，通常会同时给出术后放射治疗的方案。病情控制需采用高剂量(54 Gy)放射治疗。伽玛刀和质子束放射治疗的应用也越来越多。需要考虑放射治疗相关的并发症,包括垂体衰竭、血管疾病和神经功能缺陷等,尤其是儿童患者。

参考文献

[1] Larkin S, Karavitaki N, Ansorge O. Rathke's cleft cyst. Handb Clin Neurol. 2014; 124: 255-269.

[2] Nihsioka H, Haraoka J, Izawa H, Ikeda Y. Headaches associated with Rathke's cleft cyst. Headache. 2006; 46: 1580-1586.

[3] Nishioka H, Haraoka J, Izawa H, Ikeda Y. Magnetic resonance imaging, clinical manifestations and management of Rathke's cleft cyst. Clin Endocrinol (Oxf). 2006; 64: 184-188.

[4] Aho CJ, Liu C, Zelamn V, Couldwell WT, Weiss MH. Surgical outcomes in 118 patients with Rathke's cleft cysts. J Neurosurg. 2005; 102: 189-193.

[5] Muller HL. Craniopharyngioma. Handb Clin Neurol. 2014; 124: 135-253.

病例 27

【病史和检查】

患者，女，44 岁，因自觉右眼视力比左眼差到当地医院的眼科就诊。体查：右眼相对性传入性瞳孔障碍，眼底可见视盘苍白。视野检查显示右眼中心视力正常，视野缩小（图 27.1）。

进一步行头部 MRI 检查（图 27.2），发现疑似起源于右眼视神经的占位性病灶（性质待查），颅咽管瘤可能性大。患者遂转至皇家慈善医院神经外科，行垂体激素水平检测以及其他相关血液指标检测，结果均正常。

患者于内窥镜下行经蝶窦肿瘤切除术。术中发现病灶附着于右侧视神经和视交叉，主刀医生尽力将病变切除（图 27.3）。

患者术后出现脑积水，行脑室外引流术后发生顶叶出血。最终患者右眼视力丧失，左眼偏盲。

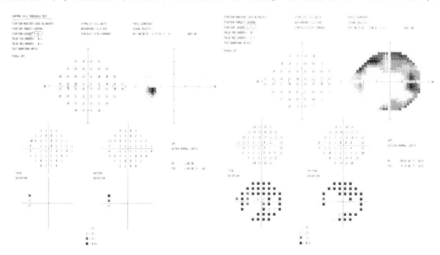

图 27.1　Humphrey 视野显示右眼视野缩小

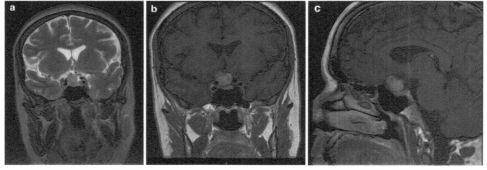

（a）T2 加权和（b）T1 加权对比增强冠状位扫描显示病灶体积大，且独立于垂体前叶，致使垂体柄左移。
（c）：垂体窝未见扩大，病变似乎源自右侧视神经。注射钆造影剂后，病灶呈均匀性增强。

图 27.2　头部 MRI 检查结果

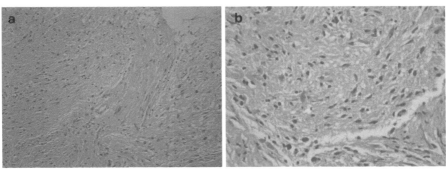

（a）：病变组织切片行苏木精和伊红染色显示星形细胞瘤，其中含 Rosenthal 纤维。可见大量双极型肿瘤细胞，
细胞两端伸出细发样突起。
（b）：高倍镜下 Rosenthal 纤维更加明显。在这一区域，肿瘤细胞在纤维间质内排列更加无序。这些特征都符
合毛细胞型星形细胞瘤，WHO 分级 I 级。
（英国伦敦皇家慈善医院神经病学研究所神经病理学顾问，Malcolm Galloway 博士供图）。

图 27.3　组织病理学检查结果

【讨论】

毛细胞型星形细胞瘤

毛细胞型星形细胞瘤好发于儿童。该肿瘤可发生于大脑各个部位。一项系列研究纳入了 100 个病例，其中 76 例患者的年龄小于 18 岁，年龄最大者不超过 45 岁[1]；有 26 例病变位于脑干，23 例位于小脑，22 例位于视交叉，另有 22 例位于大脑半球（其中有 12 例位于丘脑内）。这些患者中，多数人的 MRI 影像都显示囊肿，并伴增强型附壁结节。该增强提示病变可能具有较强的侵袭性，即恶性程度很高。不过，同一系列的研究发现，即使病灶存在增强型改变或中心性坏死等侵袭性组织学特征，组织活检也无细胞间变迹象[1]。

对发生于成年人的视交叉星形细胞瘤应尤为重视，因为随着年龄的增长，病变发展为高度侵袭性多形性胶质母细胞瘤的可能性也随之增加。不过这种情况极为罕见，作者仅见过 1 例。这些患者临床表现为快速进行性单侧或双侧视力丧失，常伴有眼痛，但无眼球突出等表现。儿童胶质瘤中的良性病变毛细胞型星形细胞瘤，与间变性星形细胞瘤又有很大区别，可与 1 型神经纤维瘤相关，亦可独立发病（见案例 16）[2,3]。视神经或视交叉恶性胶质瘤的患者对放射治疗和化疗均不敏感，多于发病后 2 年内死亡[4,5]。

对位于前部视路侵袭性较低的星形细胞瘤，不应采取手术治疗；因受累眼睛不可避免地会丧失视力，且手术并发症发生率可能更高（如本病例）。应当给出不依赖于活检的可靠诊断。使用长春新碱和卡铂化疗，约 75% 的患者病情无进展[5]；也可使用替莫唑胺。对于化疗不敏感或复发性患者，可考虑放射治疗[5]。

研究显示，放射治疗和化疗在延长恶性胶质瘤患者的生存期上有一定作用，但对生存率没有影响[4]。

参考文献

［1］Kumar AJ, Leeds NE, Kumar VA, Fuller GN, Lang FF, Milas Z, Weinberg JS, Ater JL, Sawaya R. Magnetic resonance imaging features of pilocytic astrocytoma of the brain mimicking high-grade gliomas. J Comput Assist Tomogr. 2010；34：601-611.

［2］Pecen PE, Bhatti MT. Clinical reasoning：a 61 year old woman with a swollen optic nerve and progressive visual loss. Neurology. 2014；82：e205-209.

［3］Nagaishi M, Sugiura Y, Takano I, Tanaka Y, Suzuki K, Yokoo H, Hyodo A. Clinicopathological and molecular features of malignant optic pathway glioma in an adult. J Clin Neurosci. 2015；22：207-209.

［4］Wabbels B, Demmler A, Seitz J, Woenckhaus M, Bloss HG, Lorenz B. Unilateral adult malig-nant optic nerve glioma. Graefes Arch Clin Ophthalmol. 2004；242：741-748.

［5］Shapey J, Danesh-Meyer HV, Kaye AH. Diagnosis and management of optic nerve glioma. J Clin Neurosci. 2011；18：1585-1591.

病例 28

【病史】

患者，女，45岁，因口渴、多尿9月余就诊。初步抽血检查显示血糖水平正常，血钠水平较高。进一步检查发现血清渗透压高，尿渗透压低，诊断为尿崩症。

患者偶有头痛，但无视觉障碍。头部MRI检查后被转至脑垂体病门诊。

未见异常的神经眼科征象，视野正常，前部视路正常。内分泌检查正常。

【检查】

服用去氨加压素 10 μg，检测患者的尿素、电解质、尿液和血清渗透压均正常。甲状腺功能、黄体生成素、卵泡刺激素和皮质醇水平均正常。催乳素升高至 968 mIU/L。IGF-1 为 19 nmol/L，在正常范围内。血清 ACE、αFP 和 β-HCG 均正常。

MRI 显示一增强病灶位于垂体及垂体柄（图 28.1）。

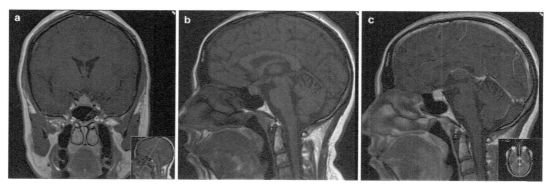

冠状位和矢状位 T1 加权（a，b）显示肿块源自垂体窝，注射造影剂后均匀增强（c），肿块向上延伸至视交叉，但没有压迫视交叉。值得注意的是，垂体后叶信号强度正常，垂体柄前部扩大并增强。

图 28.1　MRI 检查结果

【临床评估】

患者的症状表现为垂体后叶功能不全，根据内分泌检查结果，医生诊断为尿崩症。患者除了头痛，没有其他神经系统症状；尽管如此，仍有必要行脑垂体成像检查，结果发现病灶位于垂体窝内。内分泌检查显示，催乳素水平轻度升高，但未达到催乳素微腺瘤的诊断标准。这种病变通常也不会以这种形式出现（因为90%的血管升压素在下丘脑合成）。同理，也不太可能是 Rathke 裂隙囊肿、脊索瘤和脑膜瘤。皮样囊肿、表皮样囊肿等迷芽瘤的影像学特征有所不同，生殖细胞瘤则不太可能伴有正常的 αFP 和 β-HCG 水平。颅咽管瘤是一种起源于 Rathke's 残囊的良性肿瘤，在儿童和老年群体中更常见，发病率呈双峰型，可能与起病时尿崩症的表现相关（在一个大型病例系列研究中占33%[1]），不过这些病例几乎都同时合并有垂体前叶功能障碍的特征。炎症和感染也有可能导致尿崩症状（表28.1）。

患者接受了经蝶窦垂体活检。

组织学表现为垂体组织内淋巴细胞浸润(图 28.2)。

表 28.1　尿崩症病因[2]

肿瘤	颅咽管瘤
	生殖细胞瘤
	垂体腺瘤/松果体瘤切除术
	白血病和淋巴瘤浸润
颅脑损伤	弓形虫
感染	巨细胞病毒(CMV)
	结核病
	李斯特菌属
炎症	Erdheim-Chester 病
	肉芽肿性垂体炎
	淋巴细胞性垂体炎
	IgG4 病
特发性	
遗传性	
肾源性	

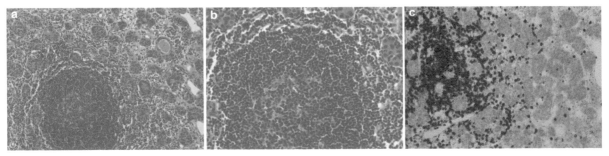

苏木精和伊红染色切片(a×20, b×40)显示腺垂体内淋巴细胞显著集聚。存活的内分泌细胞巢之间亦可见淋巴细胞,基质纤维化,CD3 免疫染色显示 T 淋巴细胞浸润(c)。以上为淋巴细胞性垂体炎的特征。

(英国伦敦皇家慈善医院神经病学研究所神经病理学顾问, Malcolm Galloway 博士供图)

图 28.2　苏木精和伊红染色切片(a×20, b×40)

【讨论】

淋巴细胞性垂体炎是一种极少见的疾病,每年发病率仅为 1/900000[3]。该病多发于女性,且与妊娠晚期和产后关系显著。该病可使垂体前叶或垂体后叶单独受累,也可同时影响两者[泛发性淋巴细胞性垂体炎(lymphocytic panhypophysitis, LPH)]。这种情况在所有垂体手术中不足 1%[3]。

50%的患者可合并其他自身免疫性疾病,桥本氏甲状腺炎居多(Graves 病不太常见)。在炎症反应累及整个垂体之前,早期免疫激活主要针对特定细胞类型进行,尤其是 ACTH 和 TSH 内分泌细胞。

淋巴细胞性垂体炎的临床表现可以是急性或亚急性(如本病例)。当表现为进行性选择性(特别是 ACTH 缺乏)或广泛性垂体功能减退,并伴纤维化和空蝶鞍时,疾病可慢性进展。如果炎症组织快速向邻近的海绵窦或颅中窝底部扩散,则可引发进行性加重的硬脑膜炎。

垂体活检是诊断淋巴细胞性垂体炎的唯一依据;目前已经检测到多种抗垂体抗体,但似乎都不具备致病性,且试剂盒检测的灵敏度和特异度都很低(正常患者体内也可检出这些抗体)[4]。

这种情况,尤其是神经垂体单独受累的情况,往往具有自限性,垂体功能恢复正常,或出现单一或更广泛的激素缺乏症[4],而在慢性情况下,病情往往不断进展,可引发纤维化、空蝶鞍和广泛性垂体功能减退。目前该病还没有有效的治疗方案；外科手术仅限于组织活检，因为术后出现激素缺乏症和尿崩症的发生率较高，而目前的研究也未明确类固醇和免疫抑制是否能改变疾病的进程。但有一项研究显示，7 名患者每天口服甲基强的松龙 120 mg，连续 2 周，并在接下来的 4 周内逐渐减量，接受治疗后约有一半的患者激素水平改善，垂体体积缩小[5]。

【自身免疫性垂体炎的其他病因】

最近发现的 IgG4 病表现为 IgG4+浆细胞显著浸润及血清 IgG4 水平升高。与 IgG4 病相关的淋巴细胞性垂体炎，在老年男性中多见，且对糖皮质激素敏感[6]。这种类型的垂体炎可孤立发病，亦可伴有其他部位 IgG4 相关疾病（如肝脏、胰腺和眼眶）。

与 Pit-1 抗体（似乎独立于其他垂体抗体）相关的垂体炎也有过报道[7]，还有一些病例与使用抗CTLA-4 单克隆抗体 Ipilimumab 相关（用于治疗转移性黑色素瘤）相关。

肉芽肿性垂体炎可能与系统性疾病有关，如结节病、肉芽肿性多血管炎、结核病和梅毒感染。最近一项综述回顾了不同国家报道[8]的 82 例病例，发现肉芽肿性垂体炎在年轻女性中更常见，但与其他自身免疫性疾病的关联较少。其主要临床表现是垂体功能不全和垂体肿块引起的视觉障碍。相比淋巴细胞性垂体炎，其发生垂体功能衰竭的概率较低。未接受类固醇治疗患者的预后似乎与接受类固醇治疗的患者没有明显区别，但两组对于激素替代治疗的需求率均为 90%，切除或活检后的复发率较低。

"黄色瘤样垂体炎"一词源于 1998 年，当时在 3 名垂体肿块伴轻微内分泌功能失调的女性患者体内，发现其垂体组织含有泡沫组织细胞，这些泡沫组织细胞具有 S68 和 S100 免疫组织化学特性[9]；炎症浸润范围内可见正常垂体组织。这似乎是一个相当罕见且特殊的病种，因其他病例通常合并有肉芽肿性炎的特征。

组织细胞性疾病，如 Erdheim-Chester 病和 Langerhan's 组织细胞增多症，通常伴有鞍旁病变、尿崩症等，但都属于系统性疾病，发病时广泛累及其他组织[10]。Rosai-Dorfman 病[11]也可能累及鞍旁区。

参考文献

[1] Kendall-Taylor P, Jonsson PJ, Abs R, Erfurth EM, Koltowska-Haggstrom M, Price DA, Verhelst J. The clinical, metabolic and endocrine features and the quality of life in adults with childhood-onset craniopharyngioma. Eur J Endocrinol. 2005; 152: 557-567.

[2] Oiso Y, Robertson GL, Norgaard JP, Juul KV. Clinical review: treatment of neurohypophyseal diabetes insipidus. J Clin Endocrinol Metab. 2012; 98: 3958-3967.

[3] Falomi A, Minarelli V, Bartoloni E, Alunno A, Gerli R. Diagnosis and classification of autoim - mune hypophysitis. Autoimmun Rev. 2014; 13: 412-416.

[4] De Bellis A, Ruocco G, Battaglia M, Conte M, Coronella C, Tirelli G, Bellastella A, Pane E, Sinisi AA, Bellastella G. Immunological and clinical aspects of lymphocytic hypophysitis. Clin Sci. 2008; 114: 413-421.

[5] Kristof RA, van Roost D, Klingmuller D, Springer W, Schramm J. Lymphocytic hypophysitis: non-invasive diagnosis and treatment by high dose methylprednisolone pulse therapy? J Neurol Neurosurg Psychiatry. 1999; 67: 398-402.

[6] Shimatsu A, Oki Y, Fujisawa I, Sano T. Pituitary and stalk lesions (infundibulo - hypophysitis) associated with immunoglobulin G4-related systemic disease: an emerging clinical entity. Endocr J. 2009; 56: 1033-1041.

[7] Takahashi Y. Autoimmune hypophysitis: new developments. Handb Clin Neurol. 2014; 124: 417-422.

[8] Hunn BHM, Martin WG, Simpson S, McLean CA. Idiopathic granulomatous hypophysitis: a systematic review of 82 cases in the literature. Pituitary. 2014; 17: 357-365.

[9] Fokerth RD, Price DL, Schwartz M, Black PM, De Girolami U. Xanthomatous hypophysitis. Am J Surg Pathol. 1998; 22: 736-741.

[10] Mazor RD, Maneich-Mazor M, Shoenfeld Y. Erdheim-Chester disease: a comprehensive review of the literature. Orphanet J Rare Dis. 2013; 8: 1750-1772.

[11] Kidd D, Miller NR, Revesz T. Neurological complications of Rosai-Dorfman syndrome. Neurology. 2007; 67: 1551-1555.

病例 29

【病史】

患者，男，45 岁，既往身体健康，无相关病史。在一次轻微的上呼吸道感染后，伴随迁延不愈的咳嗽症状，继而出现眼痛且病情逐渐加重，刺痛感明显，患者自觉疼痛来自眼球中央。

第二天，患者的妻子注意到他的左眼睑异常，于是患者到两个医院的急诊室就诊，检查均未见明显异常。当眼痛再次加重时，患者遂至皇家慈善医院就诊，医生让他住院行进一步检查。

【神经系统检查】

双侧瞳孔大小不等，暗室下更加明显。左眼上睑下垂 2 mm，余正常（图 29.1）。

【临床评估】

患者左侧出现 Horner 综合征。

约有 8% 的正常人会出现双侧瞳孔不等大，可能是双侧自主神经传导不对称所致。在老年人中，这种情况的发生率高达两倍（瞳孔检查方法见附录 2）。单纯的或

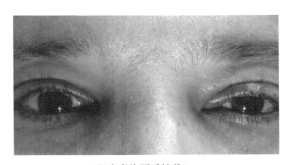

（经患者许可后转载）

图 29.1　患者的瞳孔

生理性的瞳孔不等大，在明暗环境下瞳孔不等保持相同的比例。但在 Horner 综合征中，患眼瞳孔始终受副交感神经驱动，导致瞳孔在明、暗环境下都处于缩小状态，因此当正常瞳孔在暗环境下扩大时，异常的瞳孔显得更小。当关闭灯光，正常瞳孔立即扩大，而异常瞳孔则在几秒钟后才不完全扩大。这可以通过红外瞳孔监测来测量，或者采用更简单的方式，即在关闭灯光后 5 秒和 15 秒时拍摄眼睛的照片，然后测量瞳孔的直径。这种"散大迟滞"是眼交感神经障碍的特殊病征。

对于 Horner 综合征患者，交感神经活性低下导致由交感神经支配的眼睑平滑肌出现麻痹。负责上抬上眼睑的肌肉是 Muller 肌，下眼睑中也有平滑肌，所以当上眼睑部分下垂时，下眼睑微抬，即可产生 Horner 综合征的眼球内陷（enophthalmos）。

血管舒缩作用因病变部位和发生时间而异。急性期可出现患侧面部发红，皮肤温度升高；随时间延长（由于去神经高敏状态），患侧因血管收缩而变得苍白且皮温下降。

用于确认和定位交感神经紊乱部位的药物试验见附录 2。

【交感神经通路】

第一级神经元起自下丘脑后外侧，向下穿过脑干，侧向至 C8～T1 段脊髓中间外侧柱中的 Budge 睫脊中枢。第二级神经元自睫脊中枢伸出，沿椎管经肺尖穿行至颈胸神经节，再经颈动脉鞘到达颈上神经节。第三级神经元起自颈上神经节，经颈内动脉壁进入海绵窦，与三叉神经面支汇合形成鼻睫神经，之后分出两条睫状长神经，负责眼前节和虹膜。

脑内的病变通常是肿瘤和出血。脑干内的病变常起因于梗死、脱髓鞘和血管畸形，脊髓内的病变一般是血管病变和脱髓鞘。

【节前(第二级)神经元】

肺上沟瘤("pancoast")和纵隔肿瘤。

Rowland Payne 综合征:同侧 Horner 综合征,伴膈神经、迷走神经和喉返神经麻痹,由原发性和继发性肿瘤以及肺部和淋巴结感染(包括结核病)引起。

侵犯颈交感链的神经鞘瘤、副神经节瘤、神经纤维瘤。

由麻醉和外科手术(包括导管插入术、胸腔引流术、起搏器植入术和颈动脉内膜切除术)引起的颈部交感神经链病变。

【节后(第三级)神经元】

颈动脉夹层。

海绵窦病变(尤其是颈动脉瘤)。

丛集性头痛(5%~25%的病例与 Horner 综合征有关;分暂时性或永久性)。

"Raeder 综合征"(表 29.1)。

表 29.1　Horner 综合征相关的临床特征

中枢性病变(第一级神经元)	
下丘脑	对侧轻偏瘫
丘脑	对侧偏身感觉缺失
中脑	对侧滑车神经受累
延髓	Wallenberg 综合征
颈髓	其他脊髓病变特征

【检查】

患者行头部 MRI 扫描,以及颈部 MRA 检查(图 29.2、图 29.3)。

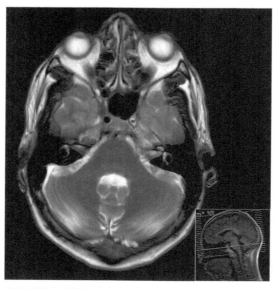

MRI 示左侧颈内动脉内可见异常信号,呈新月形外观,动脉腔缩小

图 29.2　MRI

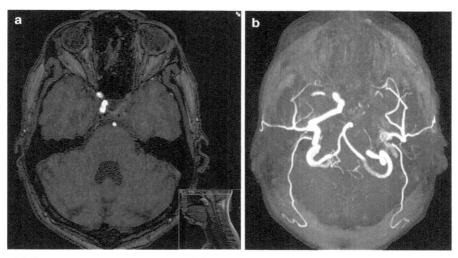

颈动脉和 Willis 环 MRA 显示 C2 段到海绵窦段左侧颈内动脉夹层,血管呈线样改变显示其内血流减少。同时显示后交通动脉和颈内动脉床突上段有良好的侧支和逆行血流。

图 29.3　MRA 检查结果

【治疗】

建议患者出院,口服阿司匹林,不建议静脉注射抗凝药物。当时的文献对抗凝疗法意见不一,最近的一项多中心试验显示抗凝疗法与抗血小板治疗相比,并没有明显的优势[1]。然而,到了第二天,患者醒来时发现右侧身体无力,伴表达障碍。所幸他很快赶往医院,尚在静脉溶栓时间窗内。在溶栓前行MRI 扫描显示左大脑中动脉区域弥散受限(图 29.4)。溶栓后,MRI 扫描显示病变消失,4 天后,除左侧Horner 综合征外,未见其他异常神经系统症状。

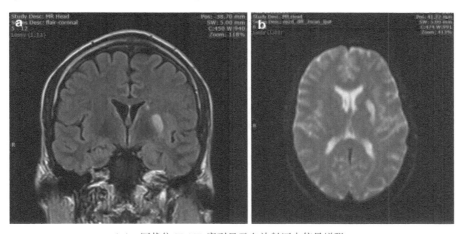

(a):冠状位 FLAIR 序列显示左放射冠内信号增强;
(b):弥散加权成像显示左大脑中动脉区域弥散受限。

图 29.4　头部 MRI 扫描

【讨论】

大多数颈动脉夹层都出现在颈动脉权的正上方。每年的发病率为 3/10000,高于椎动脉夹层的发病率(每年 1/10000)[2]。大多数患者都有潜在的结缔组织疾病,当出现创伤时,例如钝挫伤、扭伤、甚至打喷嚏或咳嗽(如本例),就有发生动脉夹层的风险。不过遗传性结缔组织疾病(如 Ehlers- Danlos 综合征)的患病率很低。

　　患者常出现疼痛和 Horner 综合征(如本例)，前循环短暂性脑缺血发作，包括一过性黑矇，并伴脑卒中和视网膜中央动脉阻塞。同侧第Ⅻ对脑神经病变(可能是因为缺血)的情况很少见。

　　脑卒中是由相应部位栓塞引起的。在一项包括儿童在内的年轻群体研究中，颈动脉夹层引发的脑卒中发生率为 10%～20%，仅占所有脑卒中的 2%～3%[2]。在 CADISS 试验中，4%的患者在诊断后出现脑卒中，两种治疗方法之间没有显著性差异[1]。另一项研究显示，38%的颈动脉夹层患者出现 Horner 综合征，亚组患者整体上结局更佳[3]。与迟发性脑卒中(即诊断后出现脑卒中，如本例)相关的因素包括夹层动脉闭塞和多重夹层[4]。Horner 综合征患者出现迟发性脑卒中的可能性较小。在一项包含 945 名患者的研究中，339 名患者没有出现脑卒中，382 名患者确诊为脑卒中，224 名出现迟发性脑卒中。

　　发生急性脑梗死时，溶栓治疗是安全可行的，尽管该治疗在研究对象中的应用率只有 11%[5]。

　　颈动脉和椎动脉夹层可向颅内扩散；自发性颅内动脉夹层很少见，但据说在儿童和亚洲人群中较常见，并可能伴缺血性并发症或蛛网膜下隙出血。动脉瘤也有可能形成，且发病率和死亡率均远远高于颈动脉夹层的患者[6]。

参考文献

[1] CADISS trial investigators, Markus HS, Hayter E, Levi C, Feldman A, Venables G, Norris J. Antiplatelet treatment compared with anticoagulation treatment for cervical artery dissection (CADISS): a randomised trial. Lancet Neurol. 2015; 14: 361-367.

[2] Debette S, Leys D. Cervical artery dissections: predisposing factors, diagnosis and outcome. Lancet Neurol. 2009; 8: 668-678.

[3] Lyrer PA, Brandt T, Metso TM, Metso AJ, Kloss M, Debette S, Leys D, Caso V, Pezzini A, Bonati LH, Thijs V, Bersano A, Touzé E, Gensicke H, Martin JJ, Lichy C, Tatlisumak T, Engelter ST, Grond-Ginsbach C. Cervical Artery Dissection and Ischemic Stroke Patients (CADISP) Study Group. Clinical import of Horner syndrome in internal carotid and vertebral artery dissection. Neurology. 2014; 82: 1653-1659.

[4] Lichy C, Metso A, Pezzini A, Leys D, Metso T, Lyrer P, Debette S, Thijs V, Abboud S, Kloss M, Samson Y, Caso V, Sessa M, Beretta S, Lamy C, Medeiros E, Bersano A, Touze E, Tatlisumak T, Grau A, Brandt T, Engelter S, Grond-Ginsbach C, Cervical Artery Dissection and Ischemic Stroke Patients-Study Group. Predictors of delayed stroke in patients with cervical artery dissection. Int J Stroke. 2015; 10: 360-363.

[5] Engelter ST, Dallongeville J, Kloss M, Metso TM, Leys D, Brandt T, Samson Y, Caso V, Pezzini A, Sessa M, Beretta S, Debette S, Grond-Ginsbach C, Metso AJ, Thijs V, Lamy C, Medeiros E, Martin JJ, Bersano A, Tatlisumak T, Touzé E, Lyrer PA, Cervical Artery Dissection and Ischaemic Stroke Patients-Study Group. Thrombolysis in cervical artery dissection - data from the Cervical Artery Dissection and Ischaemic Stroke Patients (CADISP) database. Eur J Neurol. 2012; 19: 1199-1206.

[6] Debette S, Compter A, Labeyrie MA, Uyttenboogaart M, Metso TM, Majersik JJ, Goeggel- Simonetti B, Engelter ST, Pezzini A, Bijlenga P, Southerland AM, Naggara O, Béjot Y, Cole JW, Ducros A, Giacalone G, Schilling S, Reiner P, Sarikaya H, Welleweerd JC, Kappelle L, de Borst GJ, Bonati LH, Jung S, Thijs V, Martin JJ, Brandt T, Grond-Ginsbach C, Kloss M, Mizutani T, Minematsu K, Meschia JF, Pereira VM, Bersano A, Touzé E, Lyrer PA, Leys D, Chabriat H, Markus HS, Worrall BB, Chabrier S, Baumgartner R, Stapf C, Tatlisumak T, Arnold M, Bousser MG. Epidemiology, pathophysiology, diagnosis, and management of intra-cranial artery dissection. Lancet Neurol. 2015; 14: 640-654.

病例 30

【病史】

患者，女，30岁，头痛持续6个月后出现一侧视觉障碍。她首先进行了验光检查，验光师评估后认为其视力较1年前有明显下降。患者遂被转到当地眼科。

患者除了闭经8月余，无其他症状。既往史无特殊。

【体查】

右眼中心视力6/60，左眼6/12。双眼色觉丧失，伴右眼相对性传入性瞳孔障碍。双眼完全性颞侧偏盲(图30.1)。屈光间质清晰，但视盘苍白。

无其他异常神经体征。

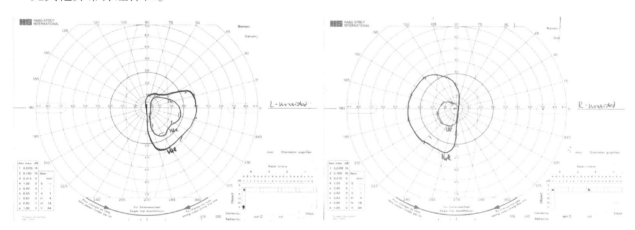

图30.1 Goldman视野显示双眼完全性颞侧偏盲

【临床评估】

患者出现头痛、视力障碍、双眼颞侧偏盲等临床症状，强烈提示视交叉病变。结合患者的闭经症状高度怀疑是垂体疾病。首先应做垂体MRI检查和一系列血液内分泌检查。

【检查】

鞍区MRI扫描显示鞍上囊性肿块，肿块向下延伸至垂体柄(图30.2)。

血液常规检查基本正常。垂体激素检查显示催乳素略有升高，但未见其他异常。

医生认为是颅咽管瘤或Rathke裂囊肿，并立即进行了囊肿切除术。

组织学诊断为鞍上生殖细胞瘤(图30.3)。

术后视力未见改善，患者被转至放射科行放射治疗，50 Gy，分15次完成。随访6年，视力没有恶化，影像学表现稳定。

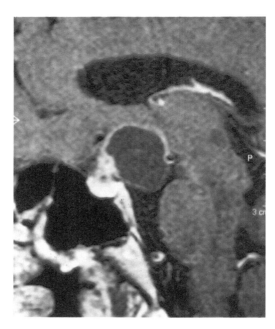

检查显示垂体后侧有一巨大囊性病变，病变向上延伸并压迫视交叉和第三脑室。

图 30.2　T1 加权矢状位 MRI 扫描

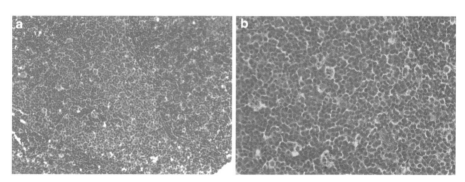

肿瘤细胞比图示右侧的反应性淋巴细胞更大。肿瘤内明显的反应性淋巴细胞浸润是生殖细胞瘤的一个常见特征。网状纤维染色显示广泛纤维化。免疫组化未见激素表达。LCA、ACHL-1 和 L26 均呈阴性，PLAP、C-kit 及 CAM 5.2 为阳性。甲胎蛋白和 β-HCG 呈阴性。

（英国伦敦皇家慈善医院神经病学研究所、神经病理学顾问 Malcolm Galloway 博士供图。）

图 30.3　苏木精和伊红染色切片示有分裂的肿瘤细胞

【讨论】

鞍上生殖细胞瘤

原发性颅内生殖细胞瘤在成人脑肿瘤中仅占 1%。65% 的属于生殖细胞瘤，其余为畸胎瘤、胚胎癌、卵黄囊瘤、绒毛膜癌和混合性生殖细胞瘤。大多数人是在 20~30 岁发病；松果体和鞍上区常受累[1]。肿瘤标志物 β-HCG、甲胎蛋白、CEA 和 SP-1 常出现在生殖细胞来源的肿瘤中，但在生殖细胞瘤中不常见。

儿童肿瘤患者可表现为视力丧失和脑积水，以及内分泌紊乱（包括性早熟）、垂体功能减退和尿崩症。年轻的成年患者常出现垂体功能衰竭或脑积水。

生殖细胞瘤有时会被误诊为炎性垂体炎，因为伴有明显的纤维组织，以及肉芽肿性炎症[2]。

生殖细胞瘤对放射治疗敏感，复发风险低[1,3]。

参考文献

［1］Kyritsis AP. Management of primary intracranial germ cell tumors. J Neurooncol. 2010；96：143-149.

［2］Utsuki S, Oka H, Tanizaki Y, Kondo K, Kawano N, Fujii K. Pathological features of intracra-nial germinomas with reference to fibrous tissue and granulomatous change. Brain Tumor Pathol. 2005；22：9-13.

［3］Oka H, Kawano N, Tanaka T, Utsuki S, Kobayashi I, Maezawa H, Fujii K. Long-term func-tional outcome of suprasellar germinomas：usefulness and limitations of radiotherapy. J Neurooncol. 1998；40：185-190.

病例 31

【病史】

患者，男，40 岁，出生于非洲，在发病前一年移居英国。因持续 2 个月的右侧头痛和眶周痛就诊。他的全科医生确诊其为"鼻窦感染"并予以抗生素治疗，未见好转。6 周后，患者头痛加剧，周身不适，伴盗汗和胸痛。右脸上半部分出现麻木感。

不久后患者出现水平复视，遂至当地急诊，随后被转到皇家慈善医院接受进一步检查。

既往病史无特殊，未规律服药。体重无明显下降。

【体查】

前视觉通路正常。无眼球突出。右眼展神经病变（图 31.1），三叉神经上支及中支感觉功能障碍。其下方的脑神经（Ⅸ、Ⅹ、Ⅺ、Ⅻ）均正常。

胸部、腹部等均正常。可触及颈部及腹股沟淋巴结。双眼屈光间质和眼底正常。

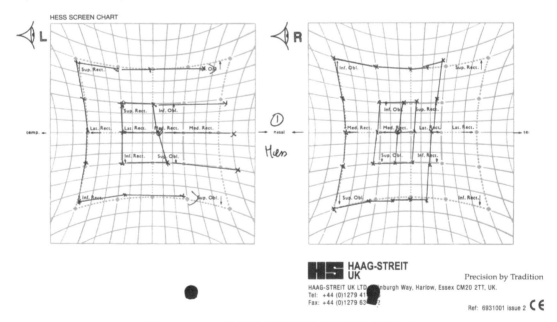

图 31.1 Lees 筛查测试图显示急性右眼外直肌无力

【临床评估】

该男子表现为亚急性且逐渐恶化的神经系统疾病，伴明显的全身性症状，尤其是盗汗。有淋巴结肿大。

视功能正常、眼肌瘫痪以及三叉神经上支和中支受累，这些神经眼科征象提示存在海绵窦病变，而非眶尖病变（见附录 3）。淋巴结病变和全身症状提示全身性疾病。

鉴别诊断范围广泛,包括感染性疾病,尤其是结核病和 HIV;炎性疾病,如结节病和血管炎;肿瘤性疾病,如淋巴瘤。因此,检查范围也较广。

【检查】

血常规:全血计数正常,包括白细胞计数和淋巴细胞计数;ESR 34 mm/h;生化筛查显示肾功能和肝功能正常;血清钙正常,ACE 38 u/L。

血清学检查:HIV、HSV、HHV6、EBV 均呈阴性。ANA、ENA 和 ANCA 均呈阴性。包柔氏螺旋体和梅毒滴度未见增高。

胸部 X 线片正常。

MRI 扫描显示右侧海绵窦增强肿块(图 31.2)。

PET- CT 扫描示右侧岩区及多个淋巴结内有示踪剂吸收(图 31.3)。

脑脊液压力升高至 28 cm H_2O,蛋白质含量 0.55 g/dL,白细胞 10 个,细胞学分析显示为淋巴细胞。未见恶性肿瘤细胞。脑脊液糖含量为 3.5 mmol/L,血糖 5.5 mmol/L(正常)。未见寡克隆带。

颈淋巴结活检发现其中含有非干酪性肉芽肿及组织细胞、巨细胞和浆细胞。染色未见抗酸杆菌或真菌菌丝,未见结核杆菌或真菌繁殖。

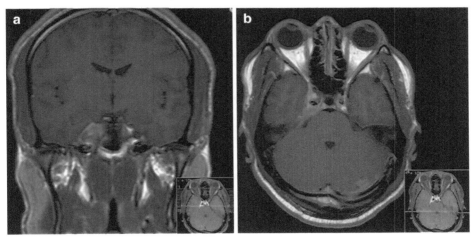

(a)T1 加权轴位扫描显示膨胀性病变,与源自右海绵窦的脑膜相邻,并扩展至 Meckel 腔,沿岩骨嵴直至脑桥前脑池,可见增强改变(b)。左侧示与颞叶和枕叶毗连的脑膜增强。

图 31.2 MRI 检查

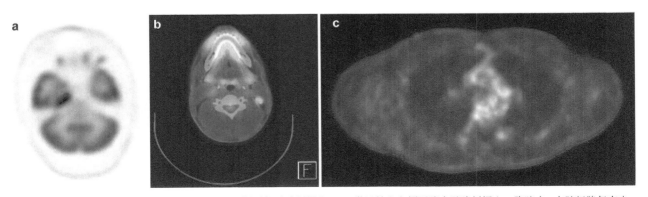

右岩骨嵴 MRI 增强区内 FDG 示踪剂摄入(a)。两侧颈部示踪剂摄入(b),淋巴结和左颌下腺内示踪剂摄入。胸腔内,右肺门腺仅有少量摄入。腹部和骨盆正常。

图 31.3 PET-CT

【治疗】

组织学表现、PET 扫描、胸部影像及正常血液检查结果表明，病变属于系统性结节病，而非感染性病变。给予患者静脉注射及口服类固醇治疗后，盗汗消退，头痛减轻，复视逐渐恢复。2 个月后口服甲氨蝶呤，随后继续服药。9 个月后停用类固醇，患者恢复至正常状态。MRI 扫描显示恢复正常（图 31.4）。患者现依然每周口服甲氨蝶呤 10 mg，状态良好。

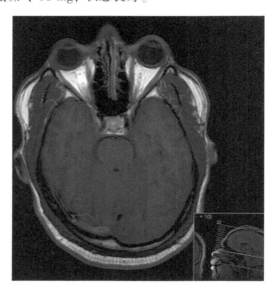

图 31.4　治疗后 MRI 的 T1 加权显示炎性肿块消退

【讨论】①

结节病可形成一系列病因不明的自身炎性疾病，其特征是免疫活化，引发免疫级联反应，形成炎性浸润，并伴肉芽肿形成和纤维化。任何组织都有可能受累，最常见的是肺、皮肤、肝脏和关节[1]。女性较男性更常见，各年龄段均可发病，但以年轻人为主[2,3]。非裔美国人群中患病率更高，且病情可能更严重[2,4]。

伴眼部并发症的占 10%～50%[5-7]，在 ACCESS 研究中有眼部并发症者占 12%[2]；并非所有患者都会表现出肉芽肿性葡萄膜炎特征[8]。前葡萄膜炎是最常见的，伴有羊脂状角膜后沉着物和 Koeppe 虹膜结节，引起串珠样静脉周围炎、蜡样小滴和脉络膜受累的玻璃体炎也是常见的[5-11]。干燥性角结膜炎的发展几乎也是不可避免的。对于眼内炎患者，经规范治疗后视力恢复良好[9-11]。

神经系统受累占已发表回顾性系列研究的 5%～10%[12]。病程中可出现神经系统受累，但鞍旁受累不常见；在最近发表的四项结节病神经眼科并发症系列中[13-16]，分别有 3/13[14]、1/20[15]、1/15[16] 的病例表现为海绵窦或其邻近区病变。

治疗方法首先是使用皮质类固醇，但除去由脑膜脑炎伴单一神经病变引起的神经病变，其他神经系统受累一般还需额外口服或静脉注射免疫抑制剂。复发性或耐药患者对 TNFα 阻断剂反应良好。

参考文献

[1] Iannuzzi MC, Rubicki BA, Teirstein AS. Sarcoidosis. N Engl J Med. 2007; 357: 2152-2165.

[2] Baughman RP, Teirstein AS, Judson MA, Rossman MD, Yeager H, Bresnitz EA, et al. Clinical characteristics of patients in a case control study of sarcoidosis. Am J Respir Crit Care Med. 2001; 164: 1885-1889.

---

① 部分内容见 Kidd DP et al-Optic neuropathy in systemic sarcoidosis. Neurology, Neuroimmunology and Neuroinflammation. 2016; 3: e270.

［3］Pietinalho A, Hiraga Y, Hosoda Y, Lofroos AB, Yamaguchi M, Selroos O. The frequency of Sarcoidosis in Finland and Hokkaido, Japan: a comparative epidemiological study. Sarcoidosis. 1995; 12: 61-67.

［4］Rybicki BA, Major M, Popovich Jr J, Mailiarik MJ, Iannuzzi MC. Racial differences in sar-coidosis incidence: a 5 year study in a health maintenance organization. Am J Epidemiol. 1997; 145: 234-241.

［5］Jabs DA, Johns CJ. Ocular involvement in sarcoidosis. Am J Ophthalmol. 1986; 102: 297-301.

［6］Karma A, Huhti E, Poukkula A. Course and outcome of ocular sarcoidosis. Am J Ophthalmol. 1988; 106: 467-472.

［7］Rothova A. Ocular involvement in sarcoidosis. Br J Ophthalmol. 2000; 84: 110-116.

［8］Herbort CP, Rao NA, Mochizuki M, members of Scientific Committee of First International Workshop on Ocular Sarcoidosis. International criteria for the diagnosis of ocular sarcoidosis: results of the first international workshop on ocular sarcoidosis. Ocul Immunol Inflamm. 2009; 17: 160-169.

［9］Dana MR, Merayo-Lloves J, Schaumberg DA, Foster CS. Prognosticators for visual outcome in sarcoid uveitis. Ophthalmology. 1996; 103: 1846-1853.

［10］Edelstein C, Pearson A, Joynes E, Stanford MR, Graham EM. The ocular and systemic prog-nosis of patients presenting with sarcoid uveitis. Eye (Lond). 1999; 13: 748-753.

［11］Lobo A, Barton K, Minassian D, du Bois RM, Lightman S. Visual loss in sarcoid-related uve-itis. Clin Experiment Ophthalmol. 2003; 31: 310-316.

［12］Kidd D, Beynon HLC. Neurological complications of systemic sarcoidosis (review). Sarcoidosis Vasc Diffuse Lung Dis. 2003; 20: 85-94.

［13］Frohman LP, Guirgis M, Turbin RE, Bielory L. Sarcoidosis of the anterior visual pathway: 24 new cases. J Neuroophthalmol. 2003; 23: 190-197.

［14］Heuser K, Kerty E. Neuro-ophthalmological findings in sarcoidosis. Acta Ophthalmol Scand. 2004; 82: 723-729.

［15］Lamirel C, Badelon I, Gout O, Berthet K, Héran F, Laloum L, Cochereau I, Gaudric A, Bousser MG, Vignal-Clermont C. Manifestations neuro-ophtalmologiques révélatrices d'une neuro-sarcoidose. J Fr Ophthalmol. 2006; 29: 241-249.

［16］Koczman JJ, Rouleau J, Gaunt M, Kardon RH, Wall M, Lee AG. Neuro-ophthalmic sarcoid-osis: the University of Iowa experience. Semin Ophthalmol. 2008; 23: 157-168.

病例 32

【病史和体查】

患者，女，19岁，大学生，左眼进行性视力丧失。当地医院眼科发现患者双眼颞侧视野缺损（图32.1），并进行了MRI检查（图32.2a~c），随后患者被转到我院神经外科。

患者无其他症状，既往体健。

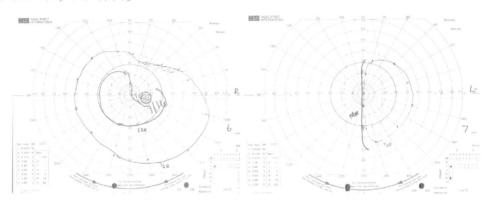

图32.1　Goldman 视野检查显示双眼颞侧视野丧失，左侧偏盲，右侧上象限盲

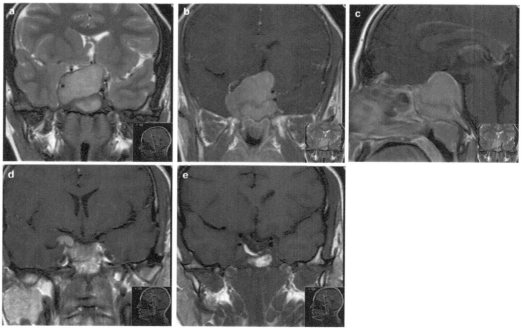

（a）就诊时的 MRI 冠状位 T2 加权，显示起源于垂体窝的巨大病变，向上延伸至视交叉，致使视交叉伸展并压迫第三脑室。注射钆造影剂后，病灶均匀增强（b，c）。最近一次的 MRI 显示右颞叶内侧受侵袭（d），视交叉"帐篷"样隆起（e）。

图32.2　就诊时注射钆造影剂后以及复查时 MRI 检查结果

【临床评估】

累及双眼视野，特别是颞侧视野的视觉障碍都与视交叉病变有关。垂体腺瘤是最常见的病因，但也需要考虑其他疾病(表 32.1)。

表 32.1 垂体窝肿块的鉴别诊断[1]

肿瘤	炎症	感染	血管
垂体腺瘤	结节病	化脓性脓肿	动脉瘤
垂体腺癌	Erdheim-Chester 病	结核病	海绵状瘤
	淋巴细胞性垂体炎		
颗粒细胞瘤	ANCA 阳性血管炎		
垂体柄星形细胞瘤	蝶窦黏液囊肿		
下丘脑神经胶质瘤			
血管母细胞瘤			
生殖细胞肿瘤			
嗅神经母细胞瘤			
脑膜瘤			
脊索瘤			
血管外皮细胞瘤			
软骨肉瘤			
副神经节瘤			
颅咽管瘤			
淋巴瘤			
转移瘤：癌症，白血病，淋巴瘤转移至垂体			
Rathke 裂囊肿			
迷芽瘤(如表皮样囊肿)			

患者接受了一系列内分泌检查(表 32.2)，未见催乳素升高，于是医生行经蝶手术切除了病变(图 32.3)。采用去氨加压素治疗后患者视力有所改善，但出现了短暂的尿浓缩障碍。患者出院，同时改用氢化可的松，但需定期随访。

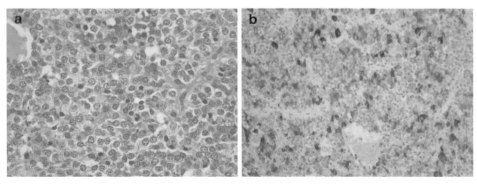

(英国伦敦皇家慈善医院神经病学研究所，神经病理学顾问 Malcolm Galloway 博士供图。)

图 32.3 组织学检查结果

术后第 6 周，患者视力分别提高到了 6/6 和 6/18，随后视力再次恶化。TSH 和 T4 仍然较高；进一步影像学检查发现囊样复发病灶，再次行经蝶手术。患者被转至放射科进行放射治疗，4 周内接受了 20 Gy 的剂量。

此后视力和视野都很稳定，2 年后影像学检查显示病情复发，患者第三次接受垂体切除术。此后TSH 保持正常。

4 年后，患者出现了一过性意识丧失，在此之前她曾有过记忆错觉，这种感觉出现的频率越来越高，服用拉莫三嗪后症状消除，现在仍在服药。扫描显示邻近的颞叶内侧受到侵袭（图 32.2d）。

最近，患者的视力再次恶化，没有证据表明是肿瘤复发，但注意到视交叉极限地向下延伸拉紧（图 32.2e）。医生不推荐进一步手术治疗，因为可能对她的残余视力影响比较大，且患者的视野已经稳定。

表 32.2　初步内分泌检查结果

尿素 3.7	TSH 4.32
Na 141	T4 39.2
K 4.1	催乳素 401
SC 49	皮质醇 109
FBC 正常	血清渗透压 287
ESR 3	尿渗透压 649

【讨论】

垂体疾病中的视野缺损

在一项 91 例垂体肿瘤患者系列研究中[2]，37 例患者视野正常。视野异常的患者，有 41% 为双眼颞侧视野缺损，其中 50% 的患者中心视力正常。33% 的患者系单侧视野缺损，其中以颞侧偏盲或象限盲为主，当然也有纵向缺损。双侧同向缺损占 13%。

视野缺损的程度取决于视交叉受压部位；前部病变可引起单侧视神经病变，常伴交界性颞侧暗点，视交叉体部病变可引起双眼颞侧缺损，后角病变可致双颞侧偏盲暗点或视束病变缺损（图 32.4）。原因详见参考文献[3]。

术后大部分患者的视力和视野均有明显改善[4]。

垂体腺瘤

垂体肿瘤占所有颅内肿瘤的 10%。其中 90% 可分泌激素，大多数属微腺瘤（10 mm 或更小）。最常见的症状是内分泌紊乱。非分泌性腺瘤仅占所有垂体腺瘤的 10%，并且诊断时瘤体较大，易出现视力丧失[5, 6]。

催乳素	泌乳素瘤
促肾上腺皮质激素	Cushing 病
生长激素	肢端肥大症
TSH	TSH 瘤

泌乳素瘤占所有垂体肿瘤的 40%，常伴有溢乳和闭经。只有 10% 为大腺瘤，妊娠期泌乳素瘤可明显增

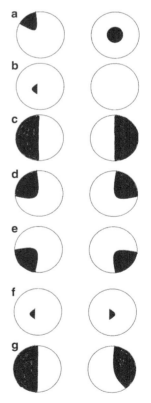

（a）视交叉前角受累时，表现为同侧中心视野缺损和对侧交界性暗点；（b）病变仍位于视交叉前角，但仅视交叉的黄斑部纤维受累；（c）视交叉体部受累时的双眼颞侧偏盲；（d）和（e）病变分别从下方和上方压迫视交叉时，双颞上、下象限盲；（f）视交叉后角受累时，出现双颞侧偏盲暗点；（g）视束受累时，出现不协调偏盲（经 Kidd 许可而转载[3]）。

（英国伦敦皇家慈善医院神经病学研究所，神经病理学顾问 Malcolm Galloway 博士供图。）

图 32.4　视交叉病变时可见视野缺损

大。它们对多巴胺激动剂反应良好，甚至有时大腺瘤也无须手术治疗[7]。

促肾上腺皮质激素和生长激素分泌瘤分别可引起 Cushing 病和肢端肥大症/巨人症。促肾上腺皮质激素分泌瘤体积小，位于蝶鞍内；只有 5% 属于大腺瘤，其中大部分可切除[8]。生长激素分泌瘤可大可小，也可手术切除，复发者可行放射治疗。生长抑素类似物和卡麦角林可下调 IGF-1 水平。肿瘤通常能够分泌催乳素和生长激素[9]。

大部分可通过经蝶窦入路切除[6]，其余的可通过额部开颅术切除或部分切除。一般来说，复发与首诊时肿瘤体积和首次手术切除的程度有关。很显然，切除局限于蝶鞍区的小腺瘤要比切除大的侵袭性腺瘤容易。研究发现，非分泌性腺瘤和泌乳素瘤最常复发，而且往往是在首次手术后的 1～5 年内复发。不过，对于分泌性腺瘤，术后可通过内分泌学方法进行监测。

对于非功能性腺瘤，20%～80% 或可复发[10]，但放射治疗后 90% 不再生长。然而，放射治疗后出现垂体功能衰竭的风险很高，即使是低剂量（14～20 Gy）放射治疗也不例外，而且可能出现累及视神经、视束和视交叉功能的神经系统并发症。

通常泌乳素瘤对多巴胺激动剂没有耐药性，所以一般不采用手术治疗，但泌乳素瘤以及促肾上腺皮质激素和生长激素分泌瘤，即使应答率高达 90%，也往往需要更高剂量的放射治疗（约 24 Gy）[11, 12]。现代伽马刀放射外科手术和射波刀技术似乎可产生更好的耐受性，垂体和神经系统长期并发症发生率也更低。此外，射波刀的应答率似乎更高[12]。

在该病例中，TSH 和游离 T4 均有所升高，所以肿瘤表达对 TSH 的免疫细胞化学反应不足为怪。TSH 分泌瘤较为罕见，仅占垂体肿瘤的 2%；75% 伴有甲亢，25% 伴视力丧失[13]。80% 属于大腺瘤。甲亢与甲状腺肥大有关，类似 Graves 病，但针对甲亢的治疗并不能诱导 TSH 水平降低。垂体病变体积大，常侵犯海绵窦，手术切除困难[14]。一些报道称，在完全切除肿瘤后复发率较低[15]，但几乎所有研究都表明，减瘤术（非完全切除）后的复发很常见[13-15]。

这些肿瘤所含的分泌细胞类型不止一种，其中可包括催乳素或生长激素。因此，这些肿瘤可能对多巴胺激动剂反应良好，许多研究中心曾报道过成功使用生长抑素类似物治疗患者的案例[16]。一研究显示 73% 的患者术前 TSH 即可恢复正常，60% 的患者肿瘤体积缩小[17]。

垂体疾病中头痛的患病率

头痛在垂体腺瘤中很常见，在就头痛进行影像学检查时可发现相当数量的垂体"意外瘤"。在一项研究中，5 年内有 71 名患者被诊断为头痛[18]，其中 48 名为垂体腺瘤，9 名为 Rathke's 裂隙囊肿。随后 29% 的患者接受了手术治疗。另一项包含 84 名患者的研究表明，头痛与肿瘤体积或三叉神经结构侵袭无关[19]；大多数患者的头痛表现为偏头痛或丛集性头痛。激素分泌型微腺瘤患者常表现为短期的持续性单侧神经痛样头痛，并伴结膜充血和流泪（SUNCT 综合征）。只有一半人治疗后病情改善，与头痛相关的残疾患者也相当多。

垂体疾病中癫痫的患病率

目前还未出现对累及邻近颞叶皮质的垂体肿瘤中的癫痫患病率进行评估的已发表的研究，但的确有一项研究发现，在 29 例 MRI 证实颞叶受累的患者中，5 例出现了颞叶内侧癫痫发作[20]。此外，经多巴胺激动剂治疗后大泌乳素瘤体积缩小的患者，其癫痫发作频率有所降低。

参考文献

［1］ Powell M. Disorders of the sella and parasellar region. In: Kidd DP, Newman NJ, Biousse V, editors. Neuro-ophthalmology. Philadelphia: Butterworth-Heinemann; 2008. p. 242.

［2］ Ogra S, Nichols AD, Stylli S, Kaye AH, Savino PJ, Danesh-Meyer HV. Visual acuity and pat-tern of visual field loss at presentation in pituitary adenoma. J Clin Neurosci. 2014; 21: 735-740.

［3］ Kidd DP. The optic chiasm. In: Kennard C, Leigh JR, editors. Neuro-ophthalmology. Handbook of clinical neurology, vol. 102. Amsterdam: Elsevier; 2011. p. 186.

［4］Powell M. Recovery of vision following transsphenoidal surgery for pituitary adenomas. Br J Neurosurg. 1995；9：367-373.

［5］Wilson CB. Endocrine-inactive pituitary adenomas. Clin Neurosurg. 1992；38：10-31.

［6］Powell M. Disorders of the sella and parasellar region. In：Kidd DP, Newman NJ, Biousse V, editors. Neuro-ophthalmology. Philadelphia：Butterworth-Heinemann；2008. p. 243-5.

［7］Schleckte JA. Prolactinoma. N Engl J Med. 2003；349：2035-2041.

［8］Tritos NA, Biller BM. Cushing's disease. Handb Clin Neurol. 2014；124：221-234.

［9］Chanson P, Salenave S, Kamenicky P. Acromegaly. Handb Clin Neurol. 2014；124：197-219.

［10］Roelfsema F, Biermsz NR, Pereira A. Clinical factors involved in the recurrence of pituitary adenomas after surgical remission：a structured review and meta-analysis. Pituitary. 2012；15：71-83.

［11］Gopalan R, Schlesinger D, Vance ML, Kaws E, Sheehan J. Long-term outcomes after gamma knife radiosurgery for patients with non-functioning pituitary adenoma. Neurosurgery. 2011；69：284-293.

［12］Kim W, Clelland C, Yang I, Pouratian N. Comprehensive review of stereotactic radiosurgery for medical and surgically refractory pituitary adenomas. Surg Neurol. 2012；3 Suppl 2：S79-89.

［13］Brucker-Davis F, Oldfield EH, Skarulis MC, Doppman JL, Weintraub BD. Thyrotropin-secreting pituitary tumors：diagnostic criteria, thyroid hormone sensitivity, and treatment out-come in 25 patients followed at the National Institutes of Health. J Clin Endocrinol Metab. 1999；84：476-86.

［14］Clarke MJ, Erickson D, Castro MR, Atkinson JL. Thyroid-stimulating hormone pituitary ade-nomas. J Neurosurg. 2008；109：17-22.

［15］Malchiodi E, Profka E, Ferrante E, Sala E, Verrua E, Campi I, Lania AG, Arosio M, Locatelli M, Mortini P, Losa M, Motti E, Beck-Peccoz P, Spada A, Mantovani G. Thyrotropin-secreting pituitary adenomas：outcome of pituitary surgery and irradiation. J Clin Endocrinol Metab. 2014；99：2069-2076.

［16］Neggers SJCMM, van der Lely AJ. Medical approach to pituitary tumors. Handb Clin Neurol. 2014；124：303-316.

［17］Fukuhara N, Horiguchi K, Nishioka H, Suzuki H, Takeshita A, Takeuchi Y, Inoshita N, Yamada S. Short-term preoperative octreotide treatment for TSH-secreting pituitary adenoma. Endocr J. 2015；62：21-27.

［18］Esteves C, Neves C, Augusto L, Menzes J, Pereira J, Bernardes I, Fonseca J, Carvahlo D. Pituitary incidentalomas：analysis of a neuroradiological cohort. Pituitary. 2014；18(6)：777-781.

［19］Levy MJ, Matharu MS, Meeran K, Powell M, Goadsby PJ. The clinical characteristics of headache in patients with pituitary tumours. Brain. 2005；128：1921-1930.

［20］Deepak D, Daousi C, Javadpour M, MacFarlane IA. Macroprolactinomas and epilepsy. Clin Endocrinol (Oxf). 2007；66：503-507.

病例 33

【病史】

患者，女，44 岁，晨起发现右眼中心视野视物模糊，至当地急诊就诊。无眼痛及眼球转动痛，检查结果均无异常，患者遂自行离开。一周内视力逐渐改善，直到 2 个月后病情复发，伴眼球转动痛和轻微的眼眶疼痛，以及有视物闪光感。随后被转诊至皇家慈善医院。

【体查】

右眼视力 6/24，伴色觉丧失。视野检查提示中央视野弥散性缺损（图 33.1a）。左眼视力 6/5，视野检查和色觉均正常。右眼相对性瞳孔传入阻滞。眼底检查示右眼颞侧视盘苍白，左眼底正常。无其他异常神经体征。

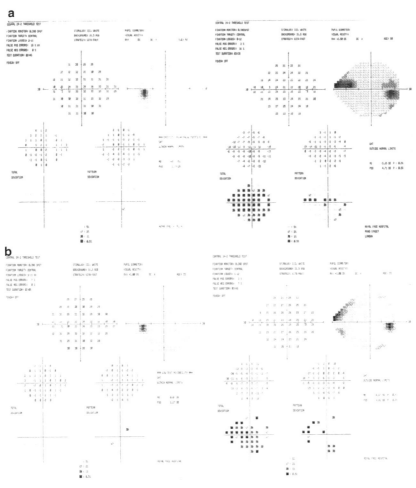

图 33.1　术前（a）和术后（b）Humphrey 视野示右眼存在视野缺损

【临床评估】

该患者此次复发，出现了伴有眼痛的视神经病变。由于患者曾有过短暂的、自限性病史，之前从未出现过其他神经系统症状，现发生眼痛，因此需要进一步做影像学检查。通过询问病史发现患者曾有过较长时间的哮喘和呼吸道疾病病史，并在皇家布鲁顿医院接受过多年的口服和吸入类固醇治疗。因此，我们猜测患者可能存在鼻窦来源的感染性疾病。

【检查】

血液检查基本正常，除了嗜酸性粒细胞稍增多。

曲霉属和毛霉菌病的血清学检测呈阴性，ESR 和 CRP 未见升高。

影像学检查显示后筛窦病变，压迫右侧眶尖部视神经(图 33.2)。

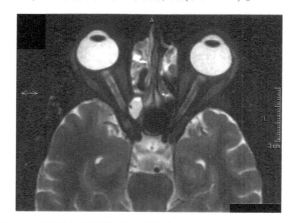

图 33.2　T2 加权轴位 MRI 显示右侧后筛骨气房有高信号团块，并向眶尖延伸，压迫右侧视神经

【治疗】

在此期间，患者的视力进一步恶化至手动水平，被紧急送往皇家国立耳鼻喉医院行经鼻内窥镜下减压手术。术后右眼视力恢复至 6/12，视野有所改善，但仍有色觉异常，眼底检查示视盘苍白(图 33.1b)。

【讨论】

鼻窦黏液囊肿

黏液囊肿常见于鼻窦慢性膨胀性病变，主要由分泌物阻塞窦口引起。在组织结构上其由呼吸道上皮细胞排列构成，且内部充满黏液分泌物[1]。额窦受累最为常见(65%)，其次是筛窦(20%~30%)、上颌窦(10%)。蝶窦较为少见，仅占3%。随着病变的逐渐扩张，黏液囊肿可能侵蚀邻近的骨骼，并侵入周围神经结构[2]。

黏液囊肿与慢性鼻窦炎相关，多数患者需行一次或多次耳鼻喉科的手术以改善病情。病变还可能通过纤维组织异常增生导致颅骨骨折，例如 McCune-Albright 综合征。

根据病变部位的不同，黏液囊肿导致的临床表现也有所不同。如发生在额窦，黏液囊肿会向后扩张进入眼眶，压迫眼球，引起复视并导致视神经病变的发生。

累及筛窦可能使眼眶发生移位，但也可能与眶尖综合征或海绵窦综合征有关。目前已有第Ⅲ和第Ⅵ对脑神经受累以及单侧或双侧视神经受累的报道，特别是起源于后筛窦气房的黏液囊肿。10%的人会多出一个后筛窦气房(Onodi 气房)，从侧上方突出，位于蝶窦后方，视神经进入视神经管之前的正下方。这种筛窦黏液囊肿很罕见，往往会引起视神经病变，比如突发的急性视神经炎[3]。

蝶窦黏液囊肿不常见，但病灶可以很大。其临床表现取决于黏液囊肿的扩张方向。向上扩张时压迫垂体引起双侧视神经病变。向两侧海绵窦扩张时压迫第Ⅲ、Ⅳ和Ⅵ对脑神经引起相应的神经病变。还可向前扩张至眶尖，甚至进入眼眶。

黏液囊肿的治疗通常需要经验丰富的外科医生来进行；虽然内窥镜手术的病死率很低，但有时也需要进行创伤较大的神经外科手术[4]。

参考文献

[1] Lee JT, Brunworth J, Garg R, Shibuya T, Keschner DB, Vanefsky M, Lin T, Choi S, Stea R, Thompson LDR. Intracranial mucocele formation in the context of longstanding chronic rhinosinus-itis: a clinicopathologic series and literature review. Allergy Rhinol (Providence). 2013; 4: e166-175.

[2] Delfini R, Missori P, Ianetti G, Ciapetta P, Cantore G. Mucoceles of the paranasal sinuses with intracranial and intraorbital extension: report of 28 cases. Neurosurgery. 1993; 32: 901-906.

[3] Klink T, Pahnke J, Hoppe F, Lieb W. Acute visual loss by an Onodi cell. Br J Ophthalmol. 2000; 84: 799.

[4] Lund VJ. Endoscopic management of paranasal sinus mucocoeles. J Laryngol Otol. 1998; 112: 36-40.

第四部分

脑干

病例 34

【病史】

患者，男，18 岁，伦敦大学学院（UCL）大学生，持续性头痛 3 周，自觉疼痛逐渐加重，晨起为甚。咳嗽、大笑或用力时也会加剧头痛。既往无头痛病史，身体健康状况良好。一年前曾患传染性单核细胞增多症，经治疗恢复良好。近期患者开始出现视物模糊，且改变体位时症状加重，伴持续 2~3 秒的黑矇，遂至急诊室就诊。无其他明显不适。

【体查】

双眼中心视力为 6/6 N5，色觉正常。视野检查（图 34.1）未见周边视野缩小，但双侧生理盲点对称性扩大。双眼 RAPD（-）。

眼底检查提示慢性中重度视乳头水肿，右眼视盘周围可见片状出血，左眼视盘上方可见棉绒斑（图 34.2）。眼球向上转动时可见震颤，其余各方向运动正常。垂直向上凝视时视动性眼球震颤（OKN）幅度下降。无其他异常神经体征。

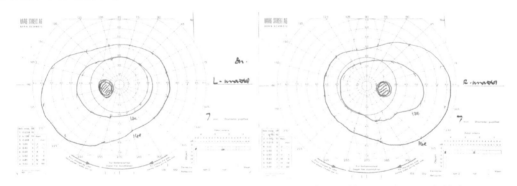

图 34.1　Goldman 视野显示双侧生理盲点扩大，右侧为甚，周边视野略有缩窄

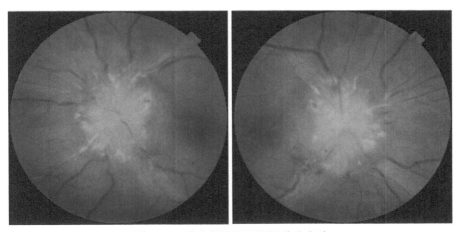

图 34.2　眼底彩照示双侧视乳头水肿

【临床评估】

很显然,这是一例急诊病例。这位年轻患者出现了头痛和视物模糊症状,且不断加重,并伴有视乳头水肿。视物模糊与生理盲点扩大有关;即使患者的生理盲点大小正常,他们也经常能看到盲点,并且鼻侧盲点增大通常在视乳头水肿中可见。检查未发现视神经病变或黄斑中心凹病变(如黄斑积液)。体位改变时出现的视觉障碍表现为短暂的视物模糊,这可能与视神经鞘内压力升高干扰轴浆血流,导致视觉敏锐度瞬时下降有关。所有类型的颅内压增高均可引起此类症状,包括特发性颅高压、脑积水、矢状窦血栓形成及颅内占位病变引起的颅内压升高等。

考虑到该患者为体格较瘦的年轻男性,因此应尽快进行脑部和静脉窦影像学检查。如果没有发现占位,也没有脑积水,则诊断首先考虑静脉窦狭窄或血栓形成,其次是脑膜炎。

【检查】

血液学检查无明显异常。

头部 MRI 检查(图 34.3)显示顶盖病变压迫导水管导致非交通性脑积水。病灶未见明显增强。

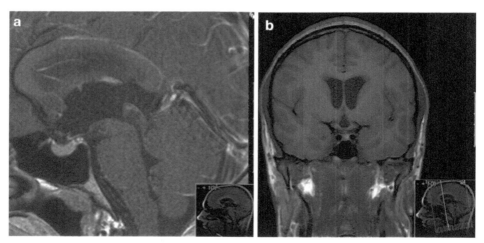

(a)T1 加权矢状位 MRI 显示第三脑室和侧脑室增大,顶盖病灶未见明显增强。冠状位扫描(b)显示第三脑室基底部脱垂至鞍上池。

图 34.3 MRI 检查

【治疗】

患者内镜下行第三脑室造瘘术后脑积水消退,术后未复发。脑脊液细胞学检查未见异常。随访的 5 年期间患者脑干病变未见扩大,健康状况良好。

【讨论】

该患者于周三到急诊科,第二日又前往神经眼科就诊,同日行 MRI 检查,周五行神经外科手术。通过该病例,我们需要认识到判断进展性症状及体征的重要性。若医生未能及时发现并治疗颅内高压,则很可能导致患者视力的永久性丧失。

当颅内压升高,进而阻碍视神经轴浆运输时,可引起视乳头水肿。轴浆于筛板处聚集,轴突膨胀,视盘水肿。这一病理过程通常需要 1~7 天才会出现临床症状,但早期视盘 OCT 检查可发现视网膜神经纤维层增厚[1]。

中心视力丧失一般出现在视乳头水肿的后期,主要表现为周边视野缩窄,中心视力保持正常。尽管 Humphrey 和 Goldman 视野评估可以显示生理盲点扩大。但是,当视盘周围视网膜水肿导致生理盲点扩大时，Humphrey 视野检查有可能无法识别这一改变。积液偶尔会扩散到黄斑部，导致视物变形，对于长期病变，可能出现视网膜皱褶，进而导致偏离黄斑中心凹的视物变形。

当视神经鞘内压力升高时，轴浆流动受到机械性阻力，导致视物模糊。通常眼内压和筛板后压力之间存在压力梯度（这样可保证颅内压正常时也有中央静脉搏动），当患者改变体位时（一般是由躺卧到站立），筛板后压力升高，进一步阻碍轴浆流运输，造成短暂性（一般持续 1 秒或 2~20 秒）视神经功能丧失[2]。如果此时未进行及时治疗，且压力足够高，则会导致视盘缺血性病变，神经纤维束受损，如前部缺血性视神经病变和青光眼。

在近期一项治疗特发性颅内高压的研究中，共纳入了 165 名受试者，其中 161 名为女性。主要纳入标准为轻度（一般偏差 -7~-2 dB）视野缺损。在这一组中，32% 的人视力下降，68% 的人有过视物模糊[3]。视力超过 20/20(6/6) 者占 71%，最常见的视野缺损为弓形暗点，并伴生理盲点扩大。12% 的患者显示生理盲点扩大，但周边视野正常[4]。脑脊液高压力与视乳头水肿的严重程度呈正相关[5]。

参考文献

［1］Auinger P, Durbin M, Feldon S, Garvin M, Kardon R, Keltner J, Kupersmith M, Sibony P, Plumb K, Wang JK, Werner JS. Baseline OCT measurements in the idiopathic intracranial hypertension treatment trial, part1: quality control, comparisons and variability. Invest Ophthalmol Vis Sci. 2014; 55: 8180-8188.

［2］Tso MO, Hayreh SS. Optic disc edema in raised intracranial pressure IV. Axoplasmic transport in experimental papilledema. Arch Ophthalmol. 1977; 95: 1458-1462.

［3］Wall M, Kupersmith MJ, Kieburtz KD, Corbett JJ, Feldon SE, Friedman DI, Katz DM, Keltner JL, Schron EB, McDermott MP. The idiopathic intracranial hypertension treatment trial: clini-cal profile at baseline. JAMA Neurol. 2014; 71: 693-701.

［4］Keltner JL, Johnson CA, Cello KE, Wall M. Baseline visual field findings in the idiopathic intracranial hypertension treatment trial. Invest Ophthalmol Vis Sci. 2014; 55: 3200-3207.

［5］Kattah JC, Pula JH, Mejico LJ, McDermott MP, Kupersmith MJ. CSF pressure, papilledema grade, and response to acetozolamide in the Idiopathic Intracranial Hypertension treatment trial. J Neurol. 2015; 262: 2271-2274.

病例 35

【病史】

患者，男，68 岁，身体平衡障碍并容易向后跌倒 6 月余，且症状逐渐加重。无乏力或感觉障碍，无括约肌功能障碍或自主神经病变，也无认知障碍。双手伴有轻微颤抖。

患者既往体健，无高血压和糖尿病病史。

【体查】

步态正常，但串联步态不稳（即跟-趾步态不稳）。姿势反射未见异常。手部有轻度高频的姿势性震颤，无手臂强直或运动迟缓。无肢体共济失调。未发现肌无力或肌肉痉挛，肢体反射正常。感觉功能（包括本体感觉）正常。

患者声音略带沙哑，可能存在构音障碍。下颌反射亢进。

眼球运动异常，两侧垂直注视幅度减小，垂直扫视减慢。眼球水平运动正常，扫视速度减慢。让患者向前固视，同时移动头部可见垂直方向的眼球运动幅度增大。未见眼球震颤和方波急跳。

【临床评估】

患者出现身体平衡障碍，伴跌倒倾向，即使检查未能发现明确病因，也需引起重视。患者第一次就诊时，除了固视障碍，几乎没有其他异常症状，但这应当引起医护人员高度注意。该患者的异常体征与核上性凝视麻痹一致，即眼球共轭运动正常，扫视速度减慢。

【检查】

血液学检查正常。血清铜水平正常。

头部 MRI 扫描（图 35.1）除了轻微中脑萎缩未见其他明显异常。

该患者被诊断为进行性核上性麻痹，并对其进行了严密监测。患者使用金刚烷胺后病情没有明显改善，于是一段时间后自行停药。之后患者病情逐渐恶化，发展为水平凝视麻痹，伴方波急跳，以及更明显的构音障碍。患者不得不结束教学工作，但仍坚持写作。在确诊约 3 年后，患者出现了吞咽困难的症状。

【讨论】

进行性核上性麻痹

进行性核上性麻痹为一种罕见的疾病，发病率为 $1 \sim 2 \times 10^5/$年[1, 2]。病理过程是磷酸化 tau 蛋白异常沉积，导致星形胶质细胞和少突细胞内神经元纤维缠结和嗜银包涵体形成（图 35.2）。随后出现神经元缺失，尤其是脑干部和基底神经节内的神经元缺失，特别是上丘、动眼神经核、脑脚桥核、前庭核和下橄榄核，以及苍白球、丘脑底核、黑质和导水管周围灰质。其病理特征有别于其他 tau 蛋白异常沉积导致的神经变性疾病（包括皮质基底神经节变性、Pick 病等）。

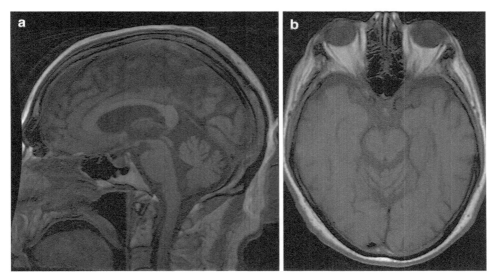

脑部 T1 加权(a)矢状位和(b)轴位 MRI 扫描显示中脑萎缩，脑桥结构正常，脑干呈"蜂鸟"样外观。

图 35.1　MRI 检查结果

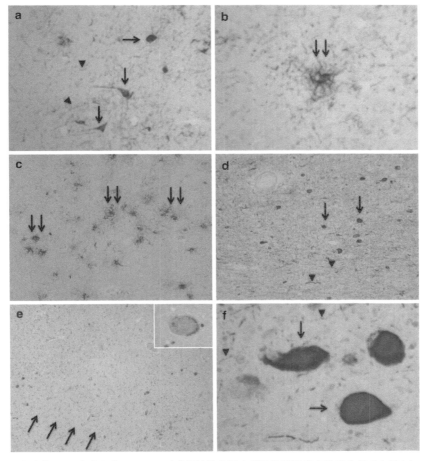

进行性核上性麻痹的显微成像：Tau 免疫组化(a~d,f)示进行性核上性麻痹的特征性病变位于前额叶皮质(a)、丘脑底核(d)、黑质(f)的神经纤维缠结(箭头)、神经纤维网线(箭头)，位于前额叶皮质(b)和尾状核(c)的成簇排列的特殊星形胶质细胞(双箭头)。中脑苏木精-伊红染色切片显微照片(e)示黑质(箭头)内神经元严重缺损，右上角图片显示黑质神经元内"球状"神经元纤维缠结。

(神经学研究所神经病理学部 Tomas-Revesz 教授供图。)

图 35.2　组织学检查结果

多项帕金森综合征病理学研究表明，并非所有典型进行性核上性麻痹患者都具有典型的临床表型。在一项病例回顾研究[3]中，103 例患者中只有 54% 具有典型的临床表型，其他患者表现出进行性核上性麻痹和不对称运动强直综合征的混合症状。经过进一步细分，重新定义了一系列亚类病症，即所谓的非典型进行性核上性麻痹，比如脑干主导型进行性核上性麻痹。在这种情况下，患者常常伴有左旋多巴反应(并非百分之百)及单纯的运动障碍和步态冻结[3]。而皮质主导型进行性核上性麻痹，其临床表型与神经病理学特征分布密切相关。对于典型的进行性核上性麻痹病例，皮质 tau 蛋白较少见；而在皮质主导型的非典型亚型中，皮质 tau 蛋白沉积十分显著，可引起与原发性进行性失语症、皮质基底综合征、额叶痴呆以及与原发性侧索硬化相关的综合征。

典型进行性核上性麻痹的临床特征包括早期姿势反射消失，引发跌倒(通常是向后)，这与脑桥核神经元缺失有关。因为存在共济失调步态和对称性强直，通常对轴肌的影响大于肢体肌肉。

典型进行性核上性麻痹的神经眼科特征包括最初的垂直凝视麻痹，患者的向下扫视运动最先变慢，之后向上扫视运动也受累。扫视不到位。随后，水平运动也变得缓慢且不到位，出现方波急跳，即水平性扫视侵扰，凝视功能出现障碍。眼球辐辏运动减弱，但前庭-眼反射正常，最终眼球运动全部消失。也可能累及眼睑，出现眼睑张开障碍和眼睑痉挛。这些临床症状的神经病理学与中脑内侧纵束的上丘、头端间质核，以及脑桥中缝间位核的神经元丢失相关。

构音障碍和吞咽困难出现较晚，伴皮质下型认知功能减退，表现为漠然和注意力无法集中。病程一般为 7~8 年[2]。

影像检查显示上脑干和导水管周围灰质萎缩(矢状位 T1 加权 MRI 显示"蜂鸟征"，图 35.1)。

参考文献

[1] Dickson DW, Ahmed Z, Algom AA, Tsuboi Y, Josephs KA. Neuropathology of variants of progressive supranuclear palsy. Curr Opin Neurol. 2010；23：394-400.

[2] Golbe LI. Progressive supranuclear palsy. Semin Neurol. 2014；34：151-159.

[3] Williams DR, de Silva R, Paviour DC, Pittman A, Watt HC, Kilford L, Holton JL, Revesz T, Lees AJ. Characteristics of two distinct clinical phenotypes in pathologically proven progres- sive supranuclear palsy：Richardson's syndrome and PSP-parkinsonism. Brain. 2005；128：1247-1258.

病例 36

【病史】

患者，男，首次出现神经系统症状是在 18 岁时；亚急性脑干病变伴左侧共济失调、复视及有旋转性眩晕感。患者入院检查，并接受静脉注射糖皮质激素治疗，病情逐渐好转。

一年后，患者亚急性上行性麻木延伸至上胸部，伴尿急和轻微步态失调，随后症状逐渐改善。

在接下来的几年里，类似症状反复发作，且神经功能障碍逐渐加重，表现为共济失调步态、下肢痉挛、尿急和急迫性尿失禁。5 年后，患者无法行走。治疗无效。

患者在 22 岁时躯体失衡进一步加重，随后出现复视和视物模糊，并伴振动性幻视。病情严重到患者无法阅读和看电视。患者在眼球运动各个方向上，凝视功能均受损。治疗无改善。

【体查】

双眼中心视力 6/60，色觉异常。双侧瞳孔反射对称但迟钝。双眼视盘苍白。

在所有凝视方向上，双眼以约 4 Hz 的频率做连续共轭运动；眼球向左、右看时，震颤为水平运动；眼球向上、下看时，震颤为垂直运动。眼球在各个方向上的转动速度相同。扫视速度减慢，眼球水平移动提示双侧核间眼肌麻痹（内收眼比外展眼移动更慢）。未见扭转眼动。

患者存在共济失调性构音障碍，有明显的双侧意图震颤。四肢痉挛，呈锥体型肌无力。反射异常亢进，巴宾斯基征（＋）。

【临床评估】

该患者病史符合典型的进行性脱髓鞘多发性硬化，体格检查和影像学检查结果证实了这一点。MRI 提示存在小脑幕上方和下方白质病变，且上方在脑室周围（图 36.1）。脑干内可见大量病灶（图 36.1 b，c）。脑脊液检查显示存在与血清不匹配的寡克隆带。

该患者的眼球运动障碍表现为运动幅度和速度相等，且无快相和慢相的区别。因此，该患者的眼球震颤属于摆动性眼球震颤，诊断考虑为获得性摆动性眼球震颤。

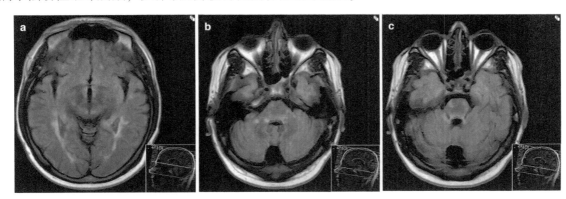

图 36.1　脑部轴位 FLAIR MRI 扫描显示大量白质病变，典型表现为脑室周（a）和脑干内（b，c）多发性硬化

获得性摆动性眼球震颤

摆动性眼球震颤无快慢相之分，眼球震颤电图（ENG）可见眼球运动呈伪正弦曲线[1]（图36.2）。通常分为水平、垂直和扭转分量，代表眼球前后运动、辐辏或发散，且如果垂直分量和水平分量恰好处于同一相位，则眼球运动为倾斜方向。在相位以外，通常呈椭圆形，如果正好相位以外90°，则为圆形[2]（见病例38）。

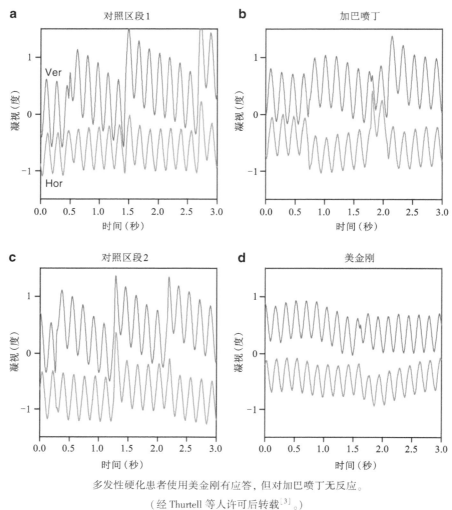

多发性硬化患者使用美金刚有应答，但对加巴喷丁无反应。

（经 Thurtell 等人许可后转载[3]。）

图36.2　采用磁探测线圈技术测量经加巴喷丁和美金刚治疗后的患者眼球运动速度

因此，当存在视觉缺损并脑干或小脑病变时，就会出现此类病变。研究显示这是神经系统整合功能紊乱引起的，一部分原因是缺乏视觉输入，另一部分是脑桥通路功能失调引起的[2]。通常，视力较差的眼其眼球运动受损更严重。在该病例中，双眼各方向凝视均有眼动，且为对称性，可能是因为双眼视力都很差。

此类症状在多发性硬化患者中最为常见，在其他脱髓鞘类疾病中也有可能出现，例如 Pelizaeus-Merzbacher 综合征、Cockayne 综合征、Whipple 病（特征性症状包括眼-咀嚼肌节律性运动）、脑干病变包括脑卒中和脑出血以及小脑变性等。在眼-腭肌阵挛[2]中，它可能还与同步发生的腭部震颤有关。

针对此类病患首选加巴喷丁、巴氯芬、苯二氮平类药物治疗，部分患者使用美金刚也可能有效，可以有效改善眼球震颤的幅度，但需要维持高剂量以改善视力[3]。一项纳入了10名患者的研究发现，超过一半的患者服药后眼球震颤幅度减小，约一半的患者视力提高至0.1[4]。有些患者对美金刚有反应，对加巴喷丁无反应，而有些则相反。

参考文献

[1] Leigh RJ, Zee DS. Diagnosis of central disorders of ocular motility. In: Leigh RJ, Zee DS, edi-tors. The diagnosis of disorders of eye movements. New York: Oxford University Press; 1999. 436-438.

[2] Thurtell MJ, Leigh RJ. Nystagmus and saccadic intrusions. In: Kennard C, Leigh RJ, editors. Handbook of clinical neurology volume 102: neuro-ophthalmology. Amsterdam: Elsevier; 2011. 350-352.

[3] Thurtell MJ, Joshi AC, Leone AC, Tomsak RL, Kosmorsky GS, Stahl JS, Leigh RJ. Crossover trial of gabapentin and memantine as treatment for acquired nystagmus. Ann Neurol. 2010; 67: 676-680.

[4] Starck M, Albrecht H, Pollmann W, Dieterich M, Straube A. Acquired pendular nystagmus in multiple sclerosis: an examiner-blind cross-over study of memantine and gabapentin. J Neurol. 2010; 257: 322-327.

病例 37

【病史】

患者，女，28 岁，行走时平衡感轻度减退 10 年余，偶尔出现手的灵巧度异常。症状持续存在，缓慢进展。

患者自诉很难集中注意力，有阅读障碍——当浏览整行文字时，有时会感觉字迹模糊，有时会找不到阅读的位置。由于患者的职业为图书管理员，阅读障碍对她的困扰远甚于步态问题，遂转诊至上级医院。

体格检查未发现其他异常神经体征，无类似症状家族史。

【体查】

双眼中心视力为 6/6 N5。色觉正常，视野检查无异常。双眼角膜透明，屈光间质清，眼底视网膜及视盘正常。

眼球运动基本正常，略有间断。无眼球震颤和方波急跳。扫视运动检查显示扫视速度显著减慢，幅度略减。

四肢检查示双侧对称性上、下肢共济失调，无法完成串联步态，四肢肌力和感觉正常。患者吐词欠清晰，存在构音障碍。巴宾斯基征(+)。

【临床评估】

研究病史发现患者存在进行性共济失调，进展缓慢，伴平衡功能异常和视觉障碍。一般血管性疾病或炎症性疾病均可导致此类病变(包括原发性 MS)，也有可能是脑干胶质细胞瘤，此病亦可进展缓慢。其他累及枕骨大孔的病变，如脑膜瘤、Arnold Chiari 畸形，也可引起眼球震颤，但不会导致眼球跳速减慢。代谢紊乱类疾病如维生素缺乏、Wilson 病、Niemann Pick 病、Gaucher 病和镇静类药物中毒也可能引起类似临床症状。

【检查】

血常规及生化检查均正常。血清铜水平正常。

外周血涂片未见棘红细胞。维生素(包括维生素 E)水平正常。

神经传导测试无异常。

头部 MRI 扫描显示脑干和小脑明显萎缩(图 37.1)。

脊髓小脑共济失调 SCA 1～7 基因检测显示，SCA 2 位点扩增。

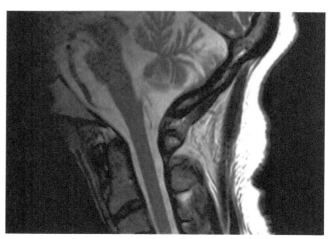

图 37.1 T2 加权矢状位 MRI 显示小脑和脑干显著萎缩

【疾病进展】

患者自确诊后 10 年内其眼球运动障碍较稳定，但步态问题较严重，基本上只能坐轮椅出行。为此，她不得不从图书管理员的工作岗位上退休。患者一度出现下颌痉挛和震颤，随后好转。患者的认知功能始终正常，但相关检查显示其前额叶皮质下结构紊乱，伴注意力和记忆力减退。她的姐姐此后也被诊断有相同疾病。

【讨论】

该患者被诊断为脊髓小脑性共济失调，诊断依据为典型的 SCA2 基因变异。脊髓小脑性共济失调是一种常染色体显性遗传病。其遗传异常表现为 Ataxin-2 基因 ATXN2 的三个核苷酸（CAG）扩增。SCA1、SCA2、SCA3、SCA6、SCA7 和 DRPLA 突变（齿状核-红核-苍白球-路易体萎缩）都是由基因内编码多聚谷氨酰胺的 CAG 序列重复引起的。每一种变异都很罕见，发病率约 4/10000。SCA1、SCA2、SCA3 变异导致的发病年龄为 40 岁左右，而 SCA 6 变异导致的单纯性小脑性共济失调的发病年龄为 60~70 岁[1, 2]。这四种变异占所有常染色体显性小脑性共济失调病的一半以上。（CAG）n 扩增次数与发病年龄有关[3]。

诊断依据为基因检测结果；过去所有病例均称为 ADCA（常染色体显性遗传性小脑性共济失调）Ⅱ型。许多患者具有相同的临床特征，但 SCA1 患者通常具有锥体束征，而周围神经病变和肌张力障碍在 SCA2 和 SCA3 型患者中更常见。这三种患者均可出现眼球震颤，视测距障碍和慢扫视，以及断续的平滑追踪眼动，其中 SCA 2 患者的扫视速度尤为缓慢。但与 SCA 1 和 SCA 3 相比，SCA 2 患者出现眼肌瘫痪的概率较小。SCA 6 患者则属于另外一个亚组，发病年龄更大，属于更典型的小脑性共济失调。这些患者的眼扫视运动异常相对不那么严重，但眼球震颤（包括下跳式眼球震颤）发病率更高[4, 5]。

影像学检查可以发现特征性改变，如 SCA 1 和 SCA 3 型患者主要出现脑干和小脑萎缩，SCA 6 型患者表现为小脑灰质萎缩[6]，在 SCA 2 型中可以看到小脑和脑干显著萎缩（如图 37.1）。

参考文献

［1］Jacobi H，Bauer P，Giunti P，Labrum R，Sweeney MG，Charles P，Durr A，Marelli C，Globas C，Linnemann C，Schols L，Rakowicz M，Rola R，Zdzienicka E，Schmitz-Hubsch T，Fancellu R，Mariotti C，Tomasello C，Baliko L，Melagh B，Filla A，Rinaldi C，van de Warrenburg BP，Verstappen CCP，Szymanski S，Berciano J，Infante J，Timmann D，Boesch S，Hering S，Depondt C，Pandolfo M，Kang J-S，Ratzka S，Schulz J，Tezenas du Montcel S，Klockgether T. The natural history of spinocerebellar ataxia type 1, 2, 3 and 6. Neurology. 2011；77；1035-1041.

［2］Ashizawa T，Figueroa KP，Periman SL，Gomez CM，Wilmot GR，Schmahmann JD，Ying SH，Zesiewicz TA，Paulson HL，Shakkottai VG，Bushara KO，Kuo S-H，Geschwind MD，Xia G，Mazzoni P，Krischer JP，Cuthbertson D，Holbert AR，Ferguson JH，Pulst SM，Subramony SH. Clinical characteristics of patients with spinocerebellar ataxias 1, 2, 3 and 6 in the US；a prospective observational study. Orphanet J Rare Dis. 2013；8；177；1172-1178.

［3］Tezenas du Montcel S，Durr A，Rakowicz M，Nanetti L，Charles P，Sulek A，Mariotti C，Rola R，Schols L，Bauer P，Dufaure-Garé I，Jacobi H，Forlani S，Schmitz-Hübsch T，Filla A，Timmann D，van de Warrenburg BP，Marelli C，Kang JS，Giunti P，Cook A，Baliko L，Melegh B，Boesch S，Szymanski S，Berciano J，Infante J，Buerk K，Masciullo M，Di Fabio R，Depondt C，Ratka S，Stevanin G，Klockgether T，Brice A，Golmard JL. Prediction of the age at onset in spinocer-ebellar ataxia type 1, 2, 3 and 6. J Med Genet. 2014；51；479-486.

［4］Jacobi H，Hauser TK，Giunti P，Globas C，Bauer P，Schmitz-Hübsch T，Baliko L，Filla A，Mariotti C，Rakowicz M，Charles P，Ribai P，Szymanski S，Infante J，van de Warrenburg BP，Dürr A，Timmann D，Boesch S，Fancellu R，Rola R，Depondt C，Schöls L，Zdzienicka E，Kang JS，Ratzka S，Kremer B，Stephenson DA，Melegh B，Pandolfo M，Tezenas du Montcel S，Borkert J，Schulz JB，Klockgether T. Spinocerebellar ataxia types 1, 2, 3 and 6；the clinical spectrum of ataxia and morphometric brainstem and cerebellar findings. Cerebellum. 2012；11；155-166.

［5］Moscovich M，Okun MS，Favilla C，Figueroa KP，Pulst SM，Perlman S，Wilmot G，Gomez C，Schmahmann J，Paulson H，

Shakkottai V, Ying S, Zesiewicz T, Kuo SH, Mazzoni P, Bushara K, Xia G, Ashizawa T, Subramony SH. Clinical evaluation of eye movements in spinocerebellar ataxias: a prospective multicentre study. J Neuroophthalmol. 2014; 35: 16-21.

[6] Schulz JB, Borkert J, Wolf S, Schmitz-Hübsch T, Rakowicz M, Mariotti C, Schöls L, Timmann D, van de Warrenburg B, Dürr A, Pandolfo M, Kang JS, Mandly AG, Nägele T, Grisoli M, Boguslawska R, Bauer P, Klockgether T, Hauser TK. Visualization, quantification and correla- tion of brain atrophy with clinical symptoms in spinocerebellar ataxia types 1, 3 and 6. Neuroimage. 2010; 49: 158-68.

病例 38

【病史】

患者，男，38 岁，发现左眼视物模糊 2 月余，在第一眼位注视时伴有振动幻视感。遂至当地眼科诊所就诊，诊断为眼球震颤，后转至皇家慈善医院神经眼科。

患者此前身体状况良好，无其他异常神经体征。无神经系统疾病家族史及治疗史。

【体查】

右眼视力 6/9 N6，左眼视力 6/36 N18。右眼色觉正常，左眼色觉 3/17。左 RAPD(+)。双眼视盘颞侧苍白，左眼为甚。双眼屈光间质清楚。

双眼在第一眼位时眼球颤动，伴上跳式眼球震颤，且在向上凝视和水平凝视时加重，向下凝视时也会出现，且在眼球水平运动时持续存在。此外，左眼以约 3 Hz 的频率沿顺时针方向缓慢旋转。扫视运动幅度减小，且眼球在水平向左运动时，左眼辐辏速度较右眼缓慢。

神经系统检查提示双侧上肢中度共济失调、反射亢进，未见肌无力或肌痉挛。

【临床评估】

该男性主要临床表现为振动幻视且伴有广泛的神经病变体征，累及视神经、脑干、小脑和脊髓。所有临床表现都指向这是单一病变而不是单一部位的病变。肿瘤或血管性疾病引起的结构性损害可能性较小；退行性或遗传性疾病在他这个年纪不常见，且该患者病程较短；因此我们首先考虑感染性和炎性疾病或代谢紊乱性疾病。

本例包含了四种神经眼科症候群。首先，第一眼位注视时眼睛缓慢向下移动，然后又快速向上移动。这属于眼球震颤。且在第一眼位和所有注视方向上均能看到眼球震颤，属于 III 级眼球震颤。我们通常将快相定为眼球震颤的方向，该患者在快相向上，所以属于上跳式眼球震颤。此类症状在脑桥延髓交界处正中旁位的髓质病变中最常见。

其次，是左侧核间性眼肌麻痹，表现为双眼水平扫视运动不共轭，起始有延迟，即所谓的辐辏滞后，还有左眼辐辏部分丧失。这种情况常见于内侧纵束受累的疾病。

然后，相关检查显示双侧视神经病变，左侧较右侧更严重。双眼视盘苍白，右眼色敏度正常，左眼视神经病变体征更明显。视神经病变以及眼球运动障碍都会影响远、近视力。

最后，左眼以 3 Hz 的频率做圆形和顺时针运动，这种奇怪的旋转运动是一种摆动性眼球震颤(见案例 36)，其中眼球震颤的垂直、水平相位相互抵消，从而导致圆周转动。当小脑深部核团及其连接部位发生病变时，就会出现这种症状，且与视力差有关。如本例所示，视力较差的眼比另一只眼眼球震颤更严重，即 Heimann-Bielschowsky 现象。

【影像学检查】

MRI(图 38.1)显示脑干和其他部位多处脑白质病变。双侧视觉诱发电位(VEP)延迟，脑脊液检查显示存在寡克隆带。诊断考虑多发性硬化。

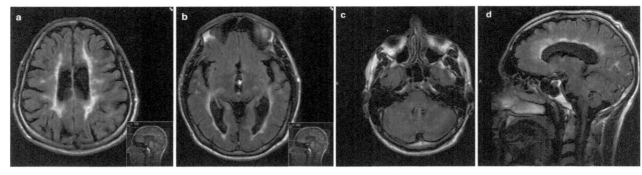

FLAIR 序列(a~c)轴位和矢状位 MRI 显示脑和脑干内存在大量的脑室周围白质病变，这是多发性硬化的典型表现。胼胝体内可见多个病灶。脑干延髓交界处内侧也可见病灶(d)。

图 38.1

【讨论】

上跳性眼球震颤

慢相方向向下，而快相方向决定眼球震颤的描述分类。与下跳性眼球震颤不同的是，上跳性眼球震颤在侧视时振幅往往不增加。Alexander 定律指出，当头部转向快相的方向时，慢相的速度更快，因此在上跳性眼球震颤中，头部向上运动时，眼球向下运动的速度更快。某些患者还会出现内收时眼球震颤振幅增强的情况(其他患者可能恰恰相反)[1]。它主要出现在第一眼位注视时，并随头部位置[2]的变化而变化。根据这一点，以及 Alexander 定律，我们可以得知眼球震颤受耳石刺激的强烈影响。

单发病灶多见于髓质内侧，可累及舌下周核[2, 3]；认为病变可能干扰前庭神经核与 Cahal 间质核之间的连接(表 38.1)。

表 38.1　上跳性眼球震颤的病因[1, 2]

脑桥髓质内侧与脑桥中脑交界处结构性病变：

　　炎性病变：MS，结节病，Behçet 综合征

　　血管病变：梗死、出血、动静脉畸形

　　肿瘤和感染性疾病

　　小脑变性

　　Wernicke 脑病(有几项病例报道称其是唯一的神经症状)

　　有机磷中毒

　　抗惊厥类药物中毒

核间性眼肌麻痹

构成内侧纵束的轴突自外展神经核延伸向动眼神经核。这使得在水平注视时，同侧外直肌和对侧内直肌出现共轭收缩。内侧纵束受累时这一通路受到病变影响，导致病变侧的肌肉内收失效或滞后，以及由外展眼漂移伴矫正性扫视引起的外展眼眼球震颤(所谓的共济失调性或分离性眼球震颤)。

脑桥前庭核与中脑控制垂直凝视的核团之间的通路也从内侧纵束内穿过，因此反向偏斜伴核间性眼肌麻痹比较常见。上隐斜视的眼通常位于病变一侧。垂直和扭转性眼球震颤也可能出现[4]。

当一侧脑桥病变同时累及内侧纵束和桥脑旁正中网状结构时，就会导致"一个半综合征"。可引起水平凝视麻痹和同侧核间性眼肌麻痹，最终只剩对侧外展眼这一水平眼动。如果是弥漫性病变，那么垂直运动将不会受到影响。

这些病变的病因如前所述，其中血管、炎症、感染和肿瘤较为常见。

参考文献

[1] Leigh RJ, Zee DS. Diagnosis of central disorders of ocular motility. In: Leigh RJ, Zee DS, edi- tors. The neurology of eye movements. 3rd ed. New York: Oxford University Press; 1999. 417-438.

[2] Fisher A, Gresty M, Chambers B, Rudge P. Primary positionupbeating nystagmus: a variety of central positional nystagmus. Brain. 1983; 106: 949-964.

[3] Janssen JC, Larner AJ, Morris H, Bronstein AM, Farmer SF. Upbeat nystagmus: clinicoana-tomical correlation. J Neurol Neurosurg Psychiatry. 1998; 55: 380-381.

[4] Leigh RJ, Zee DS. Diagnosis of central disorders of ocular motility. In: Leigh RJ, Zee DS, edi- tors. The neurology of eye movements. 3rd ed. New York: Oxford University Press; 1999. 502-510.

病例 39

【病史】

患者，男，18 岁，突发右眼无痛性复视，伴右侧瞳孔散大，向下看时复视加重，伴轻度上睑下垂。所有症状与体征在 10 日内迅速好转，待到眼科复查时，仅见轻度的双侧瞳孔不等大。

当时，医生经过检查后推测出可能的病因。

2 年后，该患者再次以同样的症状就诊，并于数周内好转。在接下来的 6 年中，该症状共复发了 3 次，并且最终未能完全恢复。同时，轻微的运动可引起左手颤抖及平衡感丧失。

【体查】

屈光间质及视盘正常。右眼上睑部分下垂，伴轻度瞳孔散大。由于右眼提上睑肌和上直肌肌力不足，右眼第一眼位注视时出现左眼上隐斜视，同时右眼内直肌肌力弱。左眼球运动正常。左上肢意向性震颤伴轻度辨距障碍和轮替运动障碍，其余肢体及脑神经未见异常。

【临床评估】

该年轻男性临床表现为复发缓解型，每次发作都影响神经系统的同一区域，病损在每次发病后逐渐累积，导致临床表现在每次发病后虽可恢复，但恢复不全且逐渐加重。由于症状表现为右侧第 Ⅲ 脑神经麻痹，累及瞳孔，并伴对侧共济失调，所以病变部位一定位于脑干。同时，根据共济失调出现于病变对侧，由图 39.1 可知病变部位一定位于右侧中脑。

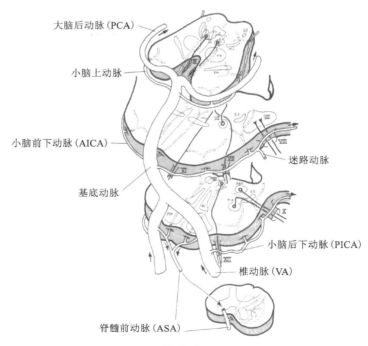

大脑后动脉（PCA）

小脑上动脉

小脑前下动脉（AICA）

迷路动脉

基底动脉

小脑后下动脉（PICA）

椎动脉（VA）

脊髓前动脉（ASA）

图 39.1

MRI 扫描(图 39.2)显示右侧中脑损伤,伴有显著的含铁血黄素着色,与海绵状血管瘤相符。

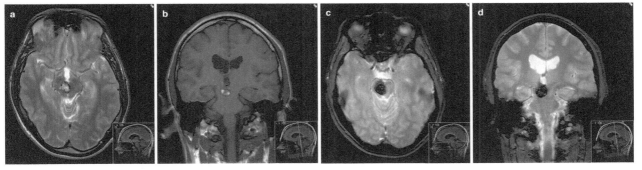

(a,b)T2 加权轴位和 T1 加权冠状位;(c,d)T2∗加权轴位和冠状位。MRI 显示为具有混杂信号特征和大片含铁血黄素着色的海绵状血管瘤。

图 39.2　MRI 检查结果

中脑位置的血管病变可引起同侧第Ⅲ脑神经受累和躯体对侧共济失调;当不伴有"长束征"时,则称为 Claude 综合征(表 39.1)。

表 39.1　脑干受累型血管综合征

中脑		
背内侧	同侧第Ⅲ脑神经受累 对侧共济失调	Claude 综合征
旁正中	同侧第Ⅲ脑神经受累 对侧轻偏瘫	Weber 综合征
旁正中	同侧第Ⅲ脑神经受累 对侧共济失调和舞蹈征 对侧轻偏瘫	Benedikt 综合征
顶盖	同侧第Ⅲ脑神经受累 对侧共济失调 对侧脊髓丘脑束受累	Nothnagel 综合征
脑桥		
外侧	对侧轻偏瘫 对侧脊髓丘脑束受累 同侧共济失调 同侧第Ⅴ脑神经受累 同侧第Ⅶ、Ⅷ脑神经受累	Marie-Foix 综合征
下内侧	对侧轻偏瘫(累及面部) 对侧本体感受障碍 同侧共济失调 同侧凝视麻痹	Foville 综合征
下内侧	同侧第Ⅵ脑神经受累 对侧轻偏瘫	Raymond 综合征
上背侧	同侧共济失调 对侧偏身感觉丧失 对侧轻偏瘫 同侧第Ⅵ脑神经受累	Raymond-Céstan 综合征

续表39.1

腹侧	同侧第V、Ⅵ、Ⅶ脑神经受累 对侧轻偏瘫（面部未受累）	Millard-Gubler 综合征
面神经丘	同侧凝视麻痹 同侧第Ⅶ脑神经受累	面神经丘综合征
延髓		
延髓背外侧	同侧第V脑神经受累 同侧 Horner 综合征 同侧共济失调 对侧脊髓丘脑束受累 同侧前庭觉障碍（伴眼倾斜反应和偏斜） 同侧第Ⅸ、Ⅹ脑神经受累	Wallenberg 综合征
延髓内侧	同侧第Ⅻ脑神经受累对侧轻偏瘫 对侧本体感觉丧失 上跳性眼球震颤	Déjerine 综合征
延髓半侧	内侧和背外侧延髓梗死	Babinski-Nageotte 综合征

【治疗】

此病例无法针对病因治疗，遂对患者进行了仔细的监测。在接下来的5年里，该患者病情复发3次，导致左侧第Ⅲ脑神经的完全病变。右侧正常，震颤未见恶化。由于反复出血会危及患者生命，且不可避免地会引起神经损害的累积，最终选择通过手术对该患者进行了治疗并成功地切除了病变（图39.3）。虽然 Parinaud 综合征以及愈加明显的红核型震颤伴左侧严重共济失调的出现使治疗变得复杂，但经过5年的康复治疗，患者病情好转，最终能够重返工作岗位。

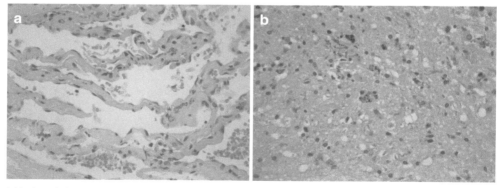

苏木精-伊红染色切片显示扩张的背向排列的薄壁血管(a)图倾向于是海绵状血管瘤。（b）切片显示邻近病变部位的胶质性脑组织。可见明显的棕色含铁血黄素着色，表明之前发生过出血。

（神经学研究所神经病理学博士 Malcolm Galloway 供图。）

图 39.3　组织学检查结果

【讨论】

脑海绵状血管瘤（cavernomas）不常见，占所有神经血管畸形病例的比例小于20%。出血时表现为局灶性神经功能障碍，累及皮质时常引发癫痫。

脑干海绵状血管瘤占所有脑海绵状血管瘤的25%。一项早期研究显示，一半患者的病变部位在脑桥，中脑和延髓的病变在其余部位病变中各占一半[1]。虽然不同的研究结果有所出入，但该疾病常发生脑出血，继第一次出血后再出血的风险会有所增加。Kupersmith 等人[2]发现，若既往发生过出血且病灶较大，那么再次出血的概率会更大。但是，该研究队列 67% 的患者在 5 年随访期间病灶并未增大。最近中国的一项研究显示，患者年出血率为 15%[3]，随后神经系统可得到可观的恢复，其中 81% 的患者可独立生活。

　　大量的文献都是关于脑海绵状血管瘤的手术治疗，最近的一项荟萃分析涵盖了近年来所有发表的相关文献[4]，其结论是，手术治疗可使 45% 的患者出现围手术期并发症，其中有 12% 的患者需要进行通气支持或/和胃造瘘术，但长期观察结果显示 84% 的患者病情无变化或有所改善，其余则病情恶化。然而重要的是，91% 的脑干海绵状血管瘤可通过手术完全切除，术后出血的概率也大大减小。很明显，在不引起手术并发症的情况下，脑干深处的病变更难处理；一般情况下，建议外科医生等到病变扩大至邻近脑干室管膜表面时再考虑手术，而我们对这一病例的处理正是如此。

　　像放射治疗这样的非手术治疗似乎也能降低再出血的风险。最近韩国的一项研究显示，一些无法切除病变的患者，在接受伽马刀放射治疗后，再出血的现象明显减少[5][6]。

参考文献

[1] Fritschi JA, Reulen HJ, Spetzler RF, Zabramski JM. Cavernous malformations of the brain stem: a review of 139 cases. Acta Neurochir. 1994; 130: 35-46.

[2] Kupersmith MJ, Kalish H, Epstein F, Yu G, Berenstein A, Woo H, Jafa J, Mandel G, De Lara F. Natural history of brain stem cavernous malformations. Neurosurgery. 2001; 48: 53-54.

[3] Li D, Hao SY, Jia GJ, Wu Z, Zhang LW, Zhang JT. Hemorrhage risks and functional outcomes of untreated brainstem cavernous malformations. J Neurosurg. 2014; 121: 32-41.

[4] Gross BA, Batjer HH, Awad IA, Bendok BR, Du R. Brainstem cavernous malformations: 1390 surgical cases from the literature. World Neurosurg. 2013; 80: 89-93.

[5] Park SH, Hwang SK. Gamma knife radiosurgery for symptomatic brainstem intra-axial cavernous malformations. World Neurosurg. 2013; 80: 261-266.

[6] Patten J. Neurological differential diagnosis. 2nd ed. London: Springer-Verlag Ltd; 1996.

病例 40

【病史】

患者，女，63岁，视物模糊，视近物时聚焦困难，其女儿发现患者双侧瞳孔较前散大。无头痛和其他神经系统症状，两周前曾患上呼吸道感染，并服用非处方止咳药。

第二天醒来后，患者出现复视，步态不稳。无眩晕、麻木等其他神经系统症状。接下来的两天里，她的瞳孔进一步散大，复视情况加重，步态更加不稳。患者女儿将其送入当地医院急诊科进行诊治。

患者有轻度高血压、高脂血症和2型糖尿病，规律治疗。其余既往史无特殊记录。

【体查】

患者双侧屈光间质及视盘正常。两侧瞳孔散大并固定。双眼各方向均无法转动。双侧眼睑部分下垂。三叉神经和面神经功能正常。无构音障碍，无吞咽困难。

患者步态不稳，但肢体无共济失调。肌力正常，各反射正常。感觉系统体查正常。巴宾斯基征阴性。

其余各系统体查无异常。

【临床评估】

仔细分析这些症状后，可以很快理解其中的问题。鉴别诊断需要考虑其本身表现出的病变和脑干病变。由于缺乏长束征和侧化征，说明不可能是外源性因素引起的桥小脑角或枕骨大孔病变，而应该是内源性因素引起的。由于各方向眼球运动障碍，说明水平和垂直凝视系统都有受累，并且瞳孔反射也受到了影响，可见这是一例眼内外肌均麻痹的病例。

要使两侧水平凝视系统同时失效，必须有一个(或两个)病变对称性地影响展神经核的功能及正中旁桥脑网状结构(图40.1)，从而导致双侧水平凝视麻痹。内侧纵束和外展神经核两处一起损伤可引发双侧的一个半综合征。这两种情况都可能仍保有眼球的辐辏运动，因为辐辏运动主要依赖于对内直肌运动神经元的直接支配[1]。

当内侧纵束头端间质核受损时，会出现上凝视麻痹，也会影响会聚。Parinaud综合征表现为上凝视麻痹、下凝视麻痹和会聚反射消失。有些患者会表现出辐辏-回缩性眼球震颤，即当眼球试图向上凝视时，或更常见的当眼球跟随视动鼓向下移动时，眼球出现退缩。Parinaud综合征可以是完全性的，也可以是部分性的。目前，表现为孤立的上凝视麻痹或下凝视麻痹或不对称麻痹的病例均有报道[2]。

背侧中脑有病变的患者也会出现瞳孔异常，表现为光-近反射分离，即瞳孔直接对光反射消失，但眼球进行集合运动时瞳孔正常收缩。

引起上述眼部运动障碍最常见的原因是脑干卒中或脑干胶质细胞瘤，由其他疾病引起的脑干炎症性病损也有可能，比如Behçet综合征、多发性硬化、红斑狼疮、视神经脊髓炎、副肿瘤性脑炎等，这些病因可以通过影像学来鉴别。

Whipple病也需要重点考虑。因为当脑干受累时，Whipple病可能引发各种不常见的眼部运动和神经系统异常表现，包括特征性的眼-咀嚼肌节律性运动，即钟摆样的眼球集合和分离性眼动以1 Hz的频率不断出现，同时伴咀嚼肌收缩。这些患者通常会有周身及神经系统不适，体重减轻，意识障碍。

　　还有一些疾病也需要考虑，尤其是 Wernicke 脑病，虽然该疾病一般不累及瞳孔但也应关注。此外，肉毒杆菌中毒也应予以考虑，该疾病也常见瞳孔障碍和眼肌瘫痪。虽然病情常常较为严重且可能危及生命，但它可迅速地影响吞咽肌和呼吸肌，甚至出现更严重的肌无力。

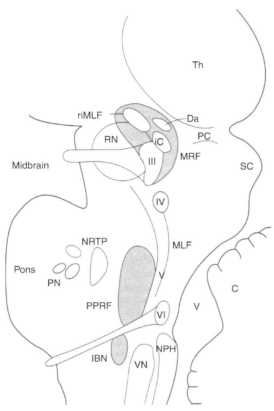

midbrain：中脑，pons：脑桥，C：小脑，Da：Darkschewitch 核，IBN：抑制性脉冲神经元，iC：Cahal 间质核，MLF：内侧纵束，MRF：中脑网状结构，NPH：舌下神经前置核，NRTP：脑桥被盖网状核，PC：后连合，PN：脑桥核，PPRF：脑桥旁正中网状结构，riMLF：内侧纵束头端间质核，RN：红核，SC：上丘，Th：丘脑，Ⅴ：第四脑室，VN：前庭核，Ⅲ：动眼神经核，Ⅳ：滑车神经核，Ⅵ：展神经核。

（经 Peirrot-Deseilligny 许可后转载[6]。）

图 40.1　脑干矢状面

　　最后应考虑退行性疾病，如进行性核上性麻痹，此类疾病进展缓慢，与该病例急性起病的病程不符。
　　因此，立即对该患者进行影像学检查，以及血液和脑脊液筛检是十分重要的，也是必须要进行的初步检查。

【检查】

血细胞计数正常，生化筛查均处于正常范围内，CRP 升高至 31 mg/dL。
胸片正常，血培养阴性。
脑 MRI 扫描提示幕上小血管病变，但未见脑干病变。进一步行 MRI 钆造影扫描未见脑干周围脑膜强化。
脑脊液检查显示液体清亮，压力正常（19 cm H_2O），蛋白质 0.53 g/dL，无细胞。
神经传导检测正常。肌电图显示右侧眼轮匝肌存在少数复杂的局部电位，同侧瞬目反射延迟。
抗 GQ1b 抗体阳性，A 型肉毒毒素生物检测阴性。
患者接受了静脉注射免疫球蛋白治疗，病情有所好转。3 个月后复查发现，眼球运动和瞳孔反应恢复正常。

【讨论】

该病症与 Miller Fisher 综合征相符，其占所有 Guillain-Barré(吉兰-巴雷)综合征的 5% 左右，并不常见，而 Guillain-Barré 综合征的发病率为 1/20000。亚洲人群似乎更易患病。1932 年 Collier 首次描述了眼肌麻痹、共济失调和反射消失的三联征，随后 1956 年 Miller Fisher 又发表了与此有关的三个病例[3]。

眼肌麻痹可表现轻微，只影响单一的肌肉，也可能更严重，就像本病例一样。眼内肌麻痹在 Miller Fisher 综合征中虽然罕见但确是其症状之一，如同本病例一样其特点是支配虹膜肌肉的自主神经受损。有些患者可仅出现眼肌麻痹。共济失调一般认为是小脑性的和感觉性的共济失调。反射消失常见，但已不再是诊断的必要条件。许多患者会出现与急性 Guillain-Barré 综合征重叠的症状，若伴有嗜睡，则与 Bickerstaff 脑干脑炎重叠。

影像学检查一般正常，也有报道称第Ⅳ对和第Ⅵ对脑神经、脑干和小脑会有信号增强。

抗神经节苷脂抗体常见于吉兰-巴雷综合征，特别是抗 GM-1、抗 GD1a 和抗 GT1b 抗体。在 Miller Fisher 综合征中，90% 的患者抗 GQ1b 抗体阳性。研究显示这些抗体能与第Ⅲ、Ⅳ、Ⅵ对脑神经[4]所支配肌肉的运动终板紧密结合，这可能就是 Miller Fisher 综合征临床表现的成因。

目前没有证据表明治疗会影响患者预后，一般情况下患者都能康复并恢复独立生活[5]。尽管如此，我们通常还是会推荐像该病例一样静脉使用 1 g 甲基强的松龙，有助于加快患者的恢复。

参考文献

[1] Leigh RJ, Zee DS. Diagnosis of central disorders of ocular motility. In: Leigh RJ, Zee DS, editors. The neurology of eye movements. 2nd ed. Philadelphia: FA Davis; 1991.

[2] Pierrot-Deseilligny C, Chain F, Gray F, Serdaru M, Escourolle R, Lhermitte F. Parinaud's syndrome: electro-oculographic and anatomical analyses of six vascular cases with deduction about vertical gaze organization in the premotor structures. Brain. 1982; 105: 667-696.

[3] Teener JW. Miller Fisher's syndrome. Semin Neurol. 2012; 32: 512-516.

[4] Liu JX, Willison HJ, Pedrosa-Domellof F. Immunolocalization of GQ1b and related gangliosides in human extraocular neuromuscular junctions and muscle spindles. Invest Ophthalmol Vis Sci. 2009; 50: 3226-3232.

[5] Overell JR, Hsieh ST, Odaka M, Yuki N, Willison HJ. Treatment for Fisher syndrome, Bickerstaff's encephalitis and related disorders. Cochrane Database Syst Rev 2007; (1): CD004761.

[6] Peirrot-Deseilligny C. Nuclear, internuclear and supranuclear ocular motor disorders. Handb Clin Neurol. 2011; 102: 321.

病例 41

【病史】

患者，男，40岁，视物模糊并逐渐加重5年。无其他症状及先兆症状。当患者向下看台阶或阅读时，视物模糊出现，但向远处或向上看时，视物模糊消失。

通过进一步的询问，患者反映向下看时的这种视物模糊不是散焦，而是眼球震颤，但当他向下看并固定视线时，震颤就会消失。患者无复视、无眼花或眩晕，无步态不稳。

患者无其他不适，未接受常规治疗。无神经系统疾病相关的家族史。

【体查】

屈光间质正常。视盘和视网膜无异常，视野正常。水平眼动正常。向上凝视时，眼动正常，但向下扫视时，出现下跳性眼球震颤。该眼球震颤在眼球向下和向外侧运动时可被引出。扫视速度正常且迅速，但幅度减小。水平和垂直平面的视动性眼球震颤相同。

神经系统检查未见共济失调征象，也未见前庭功能性不平衡及其他异常。

【临床评估】

此病例是典型的下跳性眼球震颤。无脑干和小脑功能障碍，其他检查也正常，说明患者病情尚可。尽管如此，但是进一步的脑干和枕骨大孔 MRI 扫描检查是有必要的。

【检查】

脑部 MRI 扫描（图 41.1）正常。

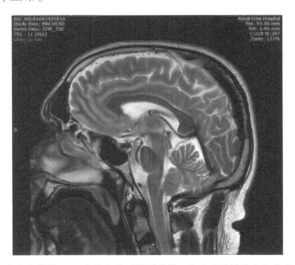

T2 加权矢状位 MRI 未见小脑或脑干萎缩，也未显示枕骨大孔病变。

图 41.1　MRI 检查结果

【讨论】

此病例为下跳性眼球震颤；第一眼位未见眼球震颤，向下凝视时才出现下跳性眼球震颤。下跳性眼球震颤常出现于第一眼位，也常见于其他各方向的眼位，包括上凝视。但振幅一般是在下凝视时最大，有时上凝视时振幅增加，因此精确识别运动快相的方向很重要。

下跳性眼球震颤的病因详见表41.1。导致下跳性眼球震颤的病变往往累及前庭小脑及其相连的组织，尤其是延髓。两项大型病例研究显示，大约1/3的患者病因不明，剩余的患者大多数为小脑变性、Arnold-Chiari 畸形及药物中毒。对病因不明的患者进行随访发现，5年内眼球震颤的严重程度无明显变化[4]。

表 41.1 下跳性眼球震颤的病因[1-3]

先天性或遗传性疾病	获得性结构性疾病	代谢性疾病
小脑变性	小脑梗死	抗惊厥剂中毒
Arnold-Chiari 畸形	多发性硬化	锂中毒
颅底凹陷症	小脑肿瘤	乙醇中毒
延髓空洞症	副肿瘤性小脑变性	甲苯中毒
先天性眼球震颤	乙醇相关性小脑变性	Wernicke 脑病
		维生素 B_{12} 缺乏

研究表明，钾通道阻滞剂4-氨基吡啶可以降低下跳性眼球震颤的振幅，进而对近视力有所改善[5]。

参考文献

[1] Leigh RJ, Zee DS. Diagnosis of central disorders of ocular motility. In: Leigh RJ, Zee DS, editors. The neurology of eye movements. 2nd ed. Philadelphia: FA Davis and Co; 1991. p. 378-530.

[2] Wagner JN, Glaser M, Brandt T, Strupp M. Downbeat nystagmus: aetiology and comorbidity in 117 patients. J Neurol Neurosurg Psychiatry. 2008; 79: 672-677.

[3] Halmagyi GM, Rudge P, Gresty MA, Sanders MD. Downbeating nystagmus: a review of 62 cases. Arch Neurol. 1983; 40: 777-784.

[4] Wagner J, Lehnen N, Glasauer S, Strupp M, Brandt T. Prognosis of idiopathic downbeat nystagmus. Ann N Y Acad Sci. 2009; 1164: 479-481.

[5] Claassen J, Spiegel R, Kalla R, Faldon M, Kennard C, Danchivijiitr C, Bardins S, Reitlinger N, Schneider E, Brandt T, Jahn K, Tuefel J, Strupp M, Bronstein A. A randomised double-blind cross-over trial of 4-aminopyridine for downbeat nystagmus-effects on slow phase eye velocity, postural stability, locomotion and symptoms. J Neurol Neurosurg Psychiatry. 2013; 84: 1392-1399.

病例 42

【病史】

患者，男，77 岁，右侧外耳道疼痛，患者自述为剧烈的灼烧和刺痛感。3 天后，右耳出现高音调耳鸣和气泡声，听力逐渐减弱，至数小时后右耳听力完全丧失。第二天，他感到同侧面部无力，口服家庭医生开具的抗生素后病情未见改善。后来患者出现复视，于是到皇家慈善医院急诊科就诊并被收入院。

起初，患者仅向右看时会出现水平复视。几小时后，患者开始感到恶心，并出现视力障碍和平衡力丧失，自述感觉整个世界突然向左倾斜了 90°。一开始这种情况较少且持续时间较短，但次日，这种情况一小时内出现数次，每次持续约 10 秒。患者感到恶心，尤其在视觉倾斜时更觉不适。由于身体无法保持平衡，患者无法行走。

患者既往病史包括缺血性心脏病、高血压和高胆固醇血症。患者曾多次出现晕厥，在接受相关检查后植入了起搏器。既往无神经系统症状。

【体查】

患者感到痛苦和恶心。高级皮质功能正常，未见嗜睡迹象。屈光间质及视盘正常。早期眼球运动检查显示右眼外直肌不完全麻痹，病情恶化后，患者在各方向存在右侧相对于左侧的上隐斜视，双眼球无法向右运动，右眼向右看时出现明显的水平跳动性眼球震颤。右侧三叉神经眼区感觉功能减退，右侧面部所有肌肉均无力。

患者后组脑神经正常，四肢未见长束征，步态极其不稳，必须依靠支撑物才能站立。

当患者出现视觉倾斜时，头部向右偏斜，神情痛苦。

对患者外耳道进行耳鼻喉科检查后发现，皮肤上有结痂的囊泡。

【临床评估】

患者为老年男性，耳部疼痛，随后迅速演变为神经系统综合征，包括听觉丧失、眩晕和复视。由急诊科入院时，表现为右侧外直肌无力，右侧耳聋，右侧面部肌肉无力且面部上下半部分受损程度相同。总之，患者右侧第 Ⅵ、Ⅶ、Ⅷ 对脑神经存在病变。当时还有其他体征和症状，综合起来与 Gradenigo 综合征相符。该综合征由化脓性中耳炎扩展至岩骨，导致岩部骨髓炎而引起的。在该病最初的描述中提到，它会累及第 Ⅵ 对脑神经（由于其走行通过 Dorello 管道内的岩骨），但第 Ⅶ 对脑神经病变也经常出现，而听力损失发生在病程早期。由于第 Ⅶ 对脑神经受累，所以病变不可能位于海绵窦内，而是一定位于岩尖、桥小脑角或脑干内。随后的疾病的进展也证实了这一点。

根据患者的描述"感觉整个世界突然向左倾斜了 90°"可清晰地显示这属于阵发性前庭症状，并且该症状伴随恶心，这可能是眼球共轭扭转引起的，在该病例中，眼球共轭向左扭转。

入院第二天的检查结果显示，患者双眼无法向右看，右侧相对于左侧上斜视（在第一眼位时右眼比左眼位置高），在所有眼位均如此，并伴有向右的扭转性眼球震颤。首先可以确定的两种病症是水平凝视麻痹和眼球反向偏斜。

水平凝视麻痹

脑桥旁正中网状结构（PPRF）病变可导致水平凝视麻痹。在急性期，眼球运动与对侧保持共轭。水平凝视麻痹的重要特征是同侧眼扫视运动丧失。追踪眼动和前庭眼动（如前庭–眼反射）可能丧失，也可能不受影响。如果病变在右侧，那么眼球快速左转不受影响，但从左侧回到中线（即向右）的速度会变慢，且眼球位置不会越过中线。通过检查前庭眼动和追踪眼动可判断展神经核功能是否保留。

眼球反向偏斜

眼球反向偏斜是一种由耳石到眼动系统信息输入障碍引起的核上性病变，也就是说，前庭系统，包括半规管、椭圆囊和球囊，向脑干传送信息的过程发生障碍，引起眼球平衡控制发生了障碍。因此，当前庭器官或前庭神经发生急性病变或前庭神经核受损时，都可以出现眼球反向偏斜，例如 Wallenberg 综合征，由小脑后下动脉血栓形成造成延髓背外部梗死引起。

脑干中的病变会累及内侧纵束，其轴突从前庭核投射到动眼神经核，可引发核间性眼肌瘫痪和反向偏斜，其中上斜眼与病变同侧。Cahal 间质核损伤也可诱发反向偏斜、垂直性凝视麻痹和眼球震颤，包括跷跷板眼球震颤。此处的病变常引发眼偏斜反应；如果是强直性的，则上斜眼与病变同侧，头部向病变对侧倾斜。

该病例病变累及右侧 PPRF，如果病变在右侧，那么右眼相对于左眼的偏斜会处于低位；也就是说，在神经束交叉之前……那他的头部倾斜症状呢？此例为突发性眼偏斜反应。

眼偏斜反应

这种疾病通常是强直性的（即持续性），也有可能像该病例一样具有突发性，虽然很少见。当头部自主倾斜时，疾病状态下的眼球运动与具有完好前庭系统时的眼球运动恰好相反（图 42.1）。正常状态下，当头向右肩方向倾斜时，眼睛向左旋转，这样整个视野就能保持直立；眼偏斜反应则与此相反，眼球向右旋转[1]。

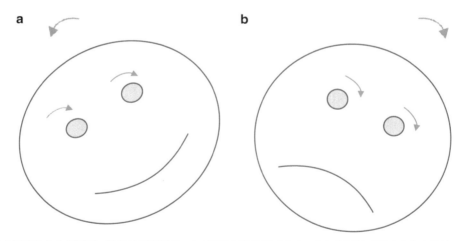

（a）图示头向右倾斜时，眼球的正常运动；（b）图示在眼偏斜反应中，头向左倾斜时眼球也向左旋转。

图 42.1　头偏斜时眼球运动示意图

所涉及的通路从前庭器官开始到前庭核，再向上到中脑 Cahal 间质核。该通路在脑桥交叉，因此由脑桥下病变引起的强直性眼偏斜反应是转向同侧的（下位眼与病变同侧），而脑桥上部病变引起的眼偏斜反应在对侧[2]。这是功能缺失的一个提示（图 42.2）。

阵发性疾病意味着存在对仍然保留的或部分保留功能的刺激，且在对侧[3]。在该病例中，右侧病变引发了对侧眼倾斜反应，导致头部向左倾斜，每次发作持续 10 秒。之前也有强直性眼倾斜反应与重叠的阵发性眼倾斜反应共存的有趣病例报告[3]。

【检查】

对于该病例来说，MRI 检查应该是非常有帮助的。但此例患者体内植有起搏器，所以不能行 MRI 检查。CT 扫描显示脑室周围小血管病变，脑干内无明显异常（如梗死、出血、脓肿或肿瘤）。耳道内存在的囊泡强烈提示该患者患有带状疱疹，因此我们认为他的脑桥存在与带状疱疹相关的炎性损伤。Ramsay Hunt 综合征是与耳部带状疱疹、耳聋和同侧面部神经病变相关的疾病，但这显然是一种更靠近中枢神经的病变。有一些病例汇报展示了这一病变，包括笔者在培训期间的一份报告[4, 5]。

患者接受了静脉注射阿昔洛韦治疗，病情得到改善。

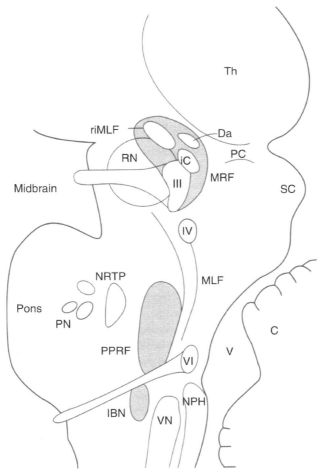

Midbrain：中脑，Pons：脑桥，C：小脑，Da：Darkschewitch 核，IBN：抑制性脉冲神经元，iC：Cahal 间质核，MLF：内侧纵束，MRF：中脑网状结构，NPH：舌下神经前置核，NRTP：脑桥被盖网状核，PC：后连合，PN：脑桥核，PPRF：脑桥旁正中网状结构，riMLF：内侧纵束头端间质核，RN：红核，SC：上丘，Th：丘脑，V：第四脑室，VN：前庭核，Ⅲ：动眼神经核，Ⅳ：滑车神经核，Ⅵ：展神经核。

（经 Peirrot-Desilligny 许可后转载[7]。）

图 42.2 脑干矢状面

【讨论】

这是一例复杂且与众不同的病例，但临床体征非常有趣且可理解。经诊断，该患者为右侧脑桥部脑干病变（由炎症或动脉炎引起），与耳部水痘-带状疱疹（Varicalla Zoster oticus）有关。

水痘-带状疱疹再活化导致的神经系统并发症在免疫抑制患者中更为常见，包括 HIV 感染、淋巴网状内皮细胞相关疾病和骨髓移植后患者，同时也可出现在健康人中[6]。视神经炎、脊髓炎、眶尖综合征和孤立性脑神经病变，以及上文提到的脑干病变也可出现。孤立性脑膜炎、脑膜脑炎和脑炎（包括儿童原发性感染性小脑炎）相对较少见。

水痘-带状疱疹病毒（VZV）血管病变可引起脑梗死和出血。该患者动脉造影图显示局灶性动脉狭窄伴闭塞，病理学资料显示存在动脉炎。

参考文献

[1] Leigh RJ, Zee DS. Diagnosis of central disorders of ocular motility. In: Leigh RJ, Zee DS, editors. The neurology of eye movements. 3rd ed. New York: Oxford University Press; 1999. p. 463-465.

[2] Halmagyi GM, Brandt T, Dieterich M, Cuthoys IS, Stark RJ, Hoyt WF. Tonic contraversive ocular tilt reaction due to unilateral meso-diencephalic lesion. Neurology. 1990; 40: 1503-1509.

[3] Rodriguez AR, Egan RA, Barton JJS. Pearls & Oy-sters: paroxysmal ocular tilt reaction. Neurology. 2009; 72: e67-8.

[4] Kidd D, Duncan JS, Thompson EJ. Pontine inffammatory disorder due to shingles. J Neurol Neurosurg Psychiatry. 1998; 65: 208.

[5] Mizock BA, Barn R, Aghemazdo B. Herpes zoster oticus with pontine lesion: segmental brainstem encephalitis. Clin Infect Dis. 2000; 30: 229-230.

[6] Gilden D, Nagel MA, Cohrs RJ. Varicella-zoster. Handb Clin Neurol. 2014; 123: 265-283.

[7] Peirrot-Deseilligny C. Nuclear, internuclear and supranuclear ocular motor disorders. Handb Clin Neurol. 2011; 102: 321.

第五部分

皮质

病例 43

【病史】

患者，女，27 岁，因高热和嗜睡收入医院急诊科，一般情况较差。经检查发现她患有肺炎，肾功能下降迅速。

患者自述入院第二天突发头痛，然后逐渐出现神志不清、焦虑和偏执的症状。患者称出现了幻视，并愈发嗜睡，视物模糊。随后她又出现了一系列全身性强直阵挛发作。

【体查】

患者嗜睡、神志不清、多疑并恐惧。双侧视力均差，仅为手动水平，但瞳孔反射正常。双侧视盘未见肿胀，眼屈光间质清晰，视网膜正常。患者血压为 200/115 mmHg。

【临床评估】

这一急诊患者的神经学特征是嗜睡伴脑病、视觉问题和癫痫。很明显，她的大脑广泛受累，包括皮质。该病应首先考虑恶化性尿毒症、药物中毒和代谢性酸中毒。

由于患者无法配合视野检查，所以很难了解她的视觉障碍情况；但她的瞳孔反射未受损，这与皮质性视力损害相符。此时行影像学检查是十分必要的。

鉴别诊断包括感染性疾病，特别是细菌性(包括结核性)脑膜炎和病毒性脑炎。真菌(包括隐球菌)和寄生虫疾病也要重点考虑，特别是对于该女性患者，其有免疫抑制且全身情况不好。炎症性疾病，如红斑狼疮、NMDAR 相关性脑炎和副肿瘤性脑炎也需进行鉴别。肿瘤性病因包括癌性脑膜炎、垂体卒中和胼胝体胶质瘤。血管性病因应考虑静脉窦血栓形成伴双侧脑叶出血，缺血性脑梗死及高血压相关的动脉出血。

该病例需进行的鉴别诊断范围非常广泛。

【检查】

患者 ESR、CRP 和血细胞数均升高，并有代谢性酸中毒。脑脊液清亮，葡萄糖正常，无白细胞。超声心动图未见心内膜炎征象。肾活检提示急性肾小管坏死。脑部 CT 扫描显示双侧枕部低密度影。MRI(图 43.1)结果示双侧枕叶和额叶白质及皮质有高信号区。弥散加权成像显示某些病变弥散受限(图 43.2)。颈动脉 MRA 正常；Willis 环 MRA 呈串珠状外观(图 43.3)；这个情况与不常见的可逆性脑血管收缩综合征(RCVS)相符。

【治疗】

患者在肾病科接受了针对液体超负荷情况的治疗，并服用了抗高血压药物及进行了肾透析。患者的心血管系统状态有所改善，嗜睡减轻，视力好转，右半侧视野增大，左半侧视野改善较缓，左下象限有小片残留暗点(图 43.4)。

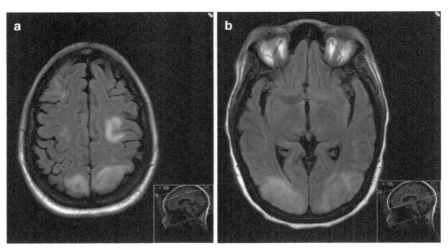

FLAIR 序列 MRI 示枕叶、中央前回和左额叶白质内高信号。皮质肿胀。值得注意的是，枕叶的高信号区越过了大脑后动脉供血区的边界。

图 43.1　FLAIR 序列 MRI

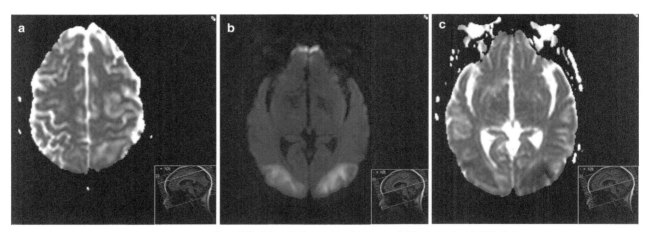

ADC 图和 DWI 显示枕区弥散受限，伴表观弥散系数（ADC）降低，但额叶区未见该现象。

图 43.2　ADC 图和 DWI

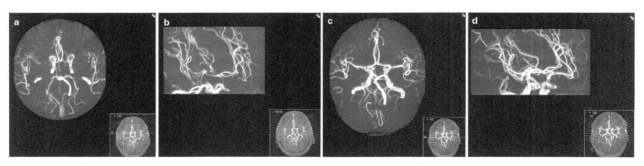

磁共振血管成像：(a，b) 双侧大脑前动脉 A1 段出现异常的局灶性狭窄，双侧大脑后动脉 P1 段细小呈线状；左大脑后动脉远端（P3、P4 段）也有局灶性狭窄；(c，d) 4 个月后血管异常消失。

图 43.3　MRA 检查结果

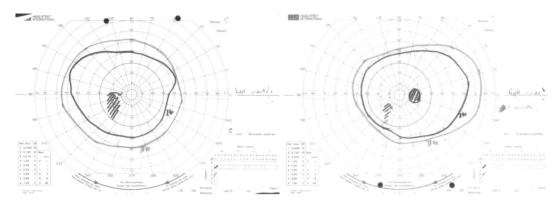

图 43.4 患者恢复后 Goldman 视野检查显示左下象限暗点

【讨论】

可逆性后部脑病综合征(PRES)是一种与可逆性脑血管收缩综合征(RCVS)相关的病症,其本身极其罕见[1-3]。患者会出现剧烈突发性"霹雳样"头痛,伴呕吐,症状类似蛛网膜下隙出血。脑部疾病严重时可致使患者昏迷,也可能较轻仅引起嗜睡。70%的患者会出现癫痫发作,40%出现视觉症状,包括视野缺损造成的视物模糊、视觉空间功能障碍和视幻觉。部分患者还会进展成皮质盲。

该病的影像学异常具有特征性:MRI 的 FLAIR 和 T2 加权成像可见顶枕叶高信号区,通常是对称的。该病的距状裂皮质不会受累,有助于与双侧大脑后动脉阻塞相鉴别。此外,弥散加权成像也有显著差异:脑梗死不会出现表观弥散系数(ADC)的增加,ADC 的增加意味着存在血管性水肿。该病可以对 ADC 图进行量化,系数较高的病变相对于系数低的更有可能恢复[3]。大多数患者的大血管和 Willis 环会表现为串珠状,这种征象可随着病情的恢复而消失。约30%的患者可出现凸面蛛网膜下隙出血(表43.1)。

PRES 常见于骨髓移植后、肾病合并结缔组织疾病和血管炎,同时也是脑过度灌注综合征的一个特征,可见于颈动脉剥离术后、颈动脉狭窄治疗后以及动脉导管置入期间。另外该疾病也使 Guillain Barré 综合征在自主神经功能不全的情况变得更加复杂。该病症也可能在嗜铬细胞瘤、类癌综合征及头部外伤后出现。

一项包含67名患者的前瞻性研究[1]发现,大多数病例与使用血管活性药物有关,包括可卡因、麻黄碱和 SSRI 类药物。所有患者均出现了"霹雳样"头痛和出血并发症,如第一周出现皮质蛛网膜下隙出血,第二周出现缺血性并发症。在这一研究中,9%的患者出现了 PRES。

表43.1 RCVS 的病因

高血压
产后及子痫/子痫前期
药物暴露:大麻、可卡因、LSD、迷幻剂、甲基苯丙胺、乙醇
处方药物:SSRI,鼻部充血缓和剂,麻黄碱,麦角胺,溴隐亭,曲坦类,钙调磷酸酶抑制剂,环磷酰胺,长春新碱,顺铂,阿糖胞苷,静脉注射用免疫球蛋白,血液制品,干扰素 α

该病症的主要特征是脑动脉的可逆性多病灶节段性狭窄(图43.3),常被误认为血管炎。

RCVS 是一种自限性疾病,发病后1~3月可恢复。有研究发现钙通道阻滞剂对某些病例有治疗效果[1],然而也有研究[2]否认其治疗效果。一旦确定病因应迅速处理或消除诱因。

该病的发病机理尚无定论,目前认为是脑动脉血流的自主调节出现了障碍,血管先收缩后扩张,同时 T 细胞的激活导致了内皮细胞功能不全,这两种机制导致了液体的渗出,造成血管性水肿[3]。

患者神经系统的预后似乎与血管异常改变的持续时间有关,但目前未发现有相关的正式研究。一项研究发现90%的患者预后"良好"[2]。

参考文献

［1］Ducros A, Boukobza M, Porcher R, Sarov M, Valade D, Bousser MG. The clinical and radiological spectrum of reversible cerebral vasoconstriction syndrome. A prospective series of 67 patients. Brain. 2007；130：3091-3101.

［2］Singhal AB, Hajj-Ali RA, Topcuoglu MA, Fok J, Bena J, Yang D, Calabrese LH. Reversible cerebral vasoconstriction syndromes：analysis of 139 cases. Arch Neurol. 2011；68：1005-1012.

［3］Lamy C, Oppenheim C, Mas JL. Posterior reversible encephalopathy syndrome. Handb Clin Neurol. 2014；121：1687-1701.

病例 44

【病史】

患者，女，63 岁，视觉识别障碍逐渐加重 6 个月。患者最初有失眠和间歇性焦虑，在随后的几个月里，地形定向障碍逐渐加重。她发现自己的记忆力没有异常，但辨认人脸有困难，后来连辨认物体也有困难，例如难以辨认橱柜里的物品。

她不得不放弃工作，停止经营餐饮公司，也不能再开车或购物。

几个月前，患者突感半侧面部麻木，于当地医院的卒中门诊就诊。颈动脉多普勒超声及大脑 CT 扫描均正常。随后，患者出现了泌尿系统紊乱，双腿到腹部有持续的刺痛、麻木感。无其他及既往的神经系统症状。

【体查】

患者最初在门诊就诊，神经眼科检查显示中心视力正常，但色觉异常。左侧偏盲，空间视觉障碍，无法识别左侧视野内出现的线条，但可识别右侧视野内出现的线条。患者在辨认物体时存在困难，有地点定向障碍，但不是非常严重。她能够熟练地穿衣。心算正常，记忆力测试正常。

医生建议她入院接受进一步的检查。随后两周，患者病情持续恶化，发展至完全的皮质盲。四肢有强直的迹象，偶有肌阵挛性抽动。

【临床评估】

这位女性患者病情进展迅速，表现出的临床综合征令人担忧。她最初的症状是孤立的、非特异性的，伴入睡困难和焦虑，随后是认知障碍恶化，最初这一点无疑没有被她和她的家人所发现。当确定存在局灶性神经系统症状后，医生对患者进行了 TIA 相关的常规检查，但并没有发现病情恶化的根源，并被大脑扫描正常这一结果所干扰。

后来，无论是在家还是在外面，她的地点定位功能都出现了问题，特别是在一些非常熟悉的场景，如厨房（地形失认症）。当她明显感觉很难辨认熟悉的物体（物体失认）和人脸（面孔失认）时，她和家人才意识到问题的严重性。

她在诊室接受检查后被发现有左半侧偏盲、获得性全色盲、空间视觉障碍以及伴视觉忽略等症状。这一系列特征表明右侧大脑功能受损，特别是影响到纹状皮质（视野缺损）、枕叶前腹侧（面孔失认）、舌回和梭状回（色盲和视觉失认）。由于该患者相应功能缺陷显著，特别是认知障碍，我推定病变是双侧的。CT 结果正常并不能排除退行性疾病和肿瘤性疾病，比如浸润性神经胶质瘤可能与正常脑组织密度相同，故不会显示异常影像。

【鉴别诊断】

显然，鉴别诊断包括的范围很广，从占位性结构病变到导致大脑皮质萎缩的退行性病变。炎症，包括多发性硬化、结节病和脑血管炎都有可能；进行性病变以免疫为基础的脑炎也许更有可能，例如产生抗神经元或 NMDAR 抗体的副肿瘤性疾病。艾滋病毒、结核或寄生虫感染（如囊尾蚴虫病）等感染性疾病也应纳入考虑。重金属中毒和一氧化碳中毒也可能引发这些症状。还应鉴别肿瘤性疾病，如胶质瘤，尤其是浸润胼胝体的胶质瘤，淋巴瘤和转移瘤。最后需要考虑退行性疾病，如后部皮质萎缩、阿尔茨海默病，当然还有 Creutzfeldt-Jakob 病，从以往影像学成像正常和临床综合征的病程来看，退行性疾病是最有可能的病因。

首先应对患者行影像学检查，然后根据结果进行其他相应的检查。

【检查】

脑部 MRI 检查未见异常(图 44.1)。

血液学检测包括重金属、甲状腺功能及抗体、抗 NMDAR 抗体、抗神经元抗体、抗电压门控性钾通道抗体，结果均正常。

脑电图(EEG)显示背景节律明显减慢，与重症脑部病变相符。右侧颞区和枕区可见尖波，其频率不等，呈半周期性(图 44.2)。神经生理学家认为这与癫痫阈值降低的重症脑病有关。

未对患者进行脑脊液检查。

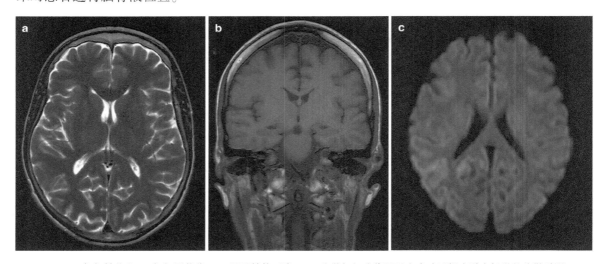

(a, b)T2 加权轴位和 T1 加权冠状位 MRI 显示结构正常；(c)弥散加权成像显示右半球后侧皮质有轻微的弥散受限。

图 44.1　MRI 检查结果

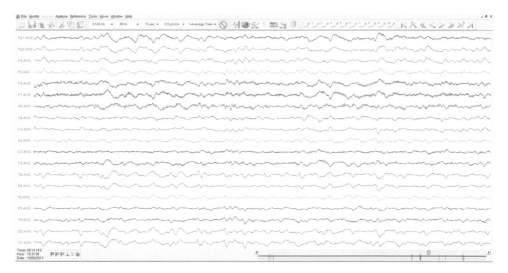

(皇家慈善医院神经生理学顾问 Tom Tidswell 博士供图。)

图 44.2　EEG 显示右半球慢波背景，伴有半周期性尖波

【临床过程】

综合临床特征、病程、影像学和神经生理学检查结果来看，此病例是典型的快速进展的退行性病变。我们认为不必再做其他检查，包括脑脊液检查和脑活检，仅需要咨询 MRC 朊病毒研究所和英国克雅氏病监测机构。研究所和机构均表示，同意将此病诊断为 Heidenhain 变异型克雅氏病。因患者病情迅速恶化，我们将其转诊至离家较近的一个临终关怀所，患者在确诊后的一个月内死亡。

【讨论】

Heidenhain 变异型克雅氏病可表现出典型的神经眼科临床特征，且病程较快。常见的视觉症状包括视物模糊伴快速进展的视野缺陷、视物变形、空间视觉障碍和视幻觉[1, 2]。该疾病不常见，1990—2005 年，在英国克雅氏病登记的病例中只有 4% 属于这种疾病[1]。但是在德国的一项小型队列研究中，该病比例可达 20%[3]。

该病早期阶段 MRI 检查常显示无异常，但弥散加权成像可发现枕部和顶部有高强度信号（图 44.1c），且 ^{99m}Tc SPECT 常显示同一区域有明显的代谢率减退[4]。脑脊液含神经元缺失标记蛋白——14-3-3 蛋白。脑电图显示先局部后广泛的慢波，之后是特征性的 1 Hz 三相复合慢波。

所有病例均为 PrP 基因第 129 位密码子的蛋氨酸多态性纯合子。

朊病毒病是由构象异常的朊病毒蛋白 PrP^{SC} 引起的，这种蛋白是由正常的朊病毒蛋白 PrP^{C} 发生构象改变而形成的。部分 PrP^{SC} 具有蛋白酶抗性，可导致变构蛋白的数量增加并在大脑中积聚[5]。约 85% 的朊病毒病是散发性的（如本例），约 15% 来源于朊病毒蛋白基因 PRNP 的突变遗传[遗传性克雅氏病（gCJD），如 Gerstmann Straussler Scheinker 综合征（GSS）和致死性家族失眠症（FFI）]，只有不到 1% 是获得性的[变异型克雅氏病（vCJD），如医源性的和 kuru 病]。

散发性克雅氏病的神经病理学表现因临床特征而异。肉眼可见的萎缩（小脑除外）不常见，显微镜下常见异常结构零散分布。大多数表现为特征性的皮质内海绵状变性（尽管不是特异性的改变），伴神经元缺失、星形胶质细胞活化和小神经胶质细胞活化。仅 10% 可见淀粉样斑块（但在 kuru 病和变异型克雅氏病中非常普遍）。PRP^{SC} 的免疫组化染色具有特异性，其密集沉积在海绵状变性区域的周围（图 44.3）[6]。

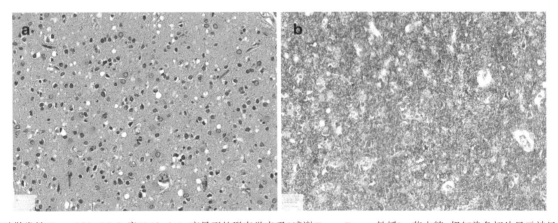

枕叶散发性 Creutzfeldt-Jakob 病 Heidenhain 变异型的形态学表现（感谢 Tamas Revesz 教授）：苏木精-伊红染色切片显示神经纤维网内泛皮质微空泡变性，伴显著的反应性星形胶质细胞增生和神经元缺失（a）。针对异常朊病毒蛋白的 ICSM35 抗体免疫染色显示神经纤维网内特征性的被广泛标记的突触（b）。

（神经病学研究所神经病理学 Sebastian Brandner 教授和 Zane Jaunmuktane 博士供图。）

图 44.3　组织学检查结果

参考文献

［1］Cooper SA, Murray KL, Heath CA, Will RG, Knight RSG. Isolated visual symptoms at onset in sporadic Creutzfeld-Jakob disease: the clinical phenotype of the "Heidenhain variant". Br J Ophthalmol. 2005; 89: 1341-1342.

［2］Parker S, Gujrati M, Pula J, Zallek SN, Kattah JC. The Heidenhain variant of Creutzfeld-Jakob disease - a case series. J Neuroophthalmol. 2014; 34: 4-9.

［3］Kropp S, Schulz-Schaeffer WJ, Finkenstaedt M, Riedemann C, Windl O, Steinhoff BJ, Zerr I, Kretzschmar HA, Poser S. The Heidenhain variant of Creutzfeld-Jakob disease. Arch Neurol. 1999; 56: 55-61.

［4］Prasad S, Lee EB, Woo JH, Alavi A, Galetta SL. Photo essay: MRI and positron emission tomography ffndings in Heidenhain variant Creutzfeld-Jakob disease. J Neuroophthalmol. 2010; 30: 260-262.

［5］Kim MO, Geschwind MD. Clinical update of Jakob-Creutzfeldt disease. Curr Opin Neurol. 2015; 28: 302-310.

［6］Ironside JW, Head MW. Biology and neuropathology of prion diseases. Handb Clin Neurol. 2008; 89: 779-797.

病例 45

【病史】

患者，女，33岁，自诉于晚上5点左右坐在家中时突发双眼右侧视力丧失，伴右臂和右腿无力。20分钟后右臂和右腿的无力感缓解，但视力丧失持续存在，患者遂于当晚8点左右到医院急诊科就诊。此前并未出现过其他神经系统症状，身体基本状况良好。有吸烟史。

【体查】

患者中心视力和色觉正常。视盘正常。右侧视野缺损（图45.1）。

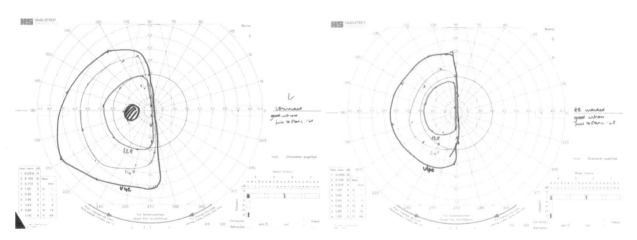

图 45.1　Goldman 视野检查示双眼完全一致的右侧视野偏盲

医生建议患者入脑卒中急诊中心行进一步诊治，但患者以幼儿在家为由拒绝并办理了出院。患者同意转诊至神经眼科。

【临床评估】

如果病因是脑梗死，患者就诊时尚处于时间窗内，我们本可以及时对她进行溶栓处理并评估卒中再发风险。但患者两天后才回来接受后续检查。

对于患者这样的年轻人，应首先考虑血管性疾病，其次是肿瘤性疾病，然后可以考虑感染性或炎症性疾病。遗传性疾病也应纳入考虑，理由见下文。

【检查】

血液相关检查如血常规、凝血功能、血糖和血脂等均正常。ANA、ENA、ANAC、抗心磷脂抗体和抗β-2糖蛋白抗体均为阴性。JAC-2和α-半乳糖苷酶测定均正常。

脑部MRI示：左枕叶大脑后动脉血供区高信号和弥散受限（图45.2）。

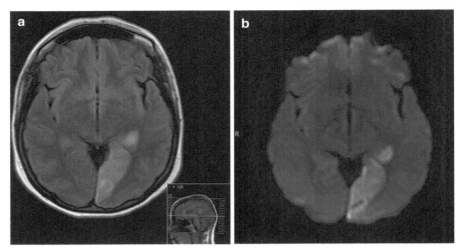

（a）T2 加权轴位 MRI 示左枕叶内高信号；（b）弥散加权 MRI 示相同位置弥散受限，影像学表现与新发性梗死相符。

图 45.2　MRI 检查结果

CT 血管造影示：主动脉弓，椎动脉以及大脑 Willis 环无大动脉血管炎、动脉粥样硬化或主动脉夹层征象。

经食管超声心动图示：房室及瓣膜正常，无卵圆孔未闭或房间隔缺损。

24 小时心电监护示：窦性心律。

脑脊液检查正常。

【讨论】

年轻人脑梗死

最近一项研究显示，在 3331 例 18～49 岁初发卒中的患者中，40% 的病例病因未明[1]，17% 的病例由心源性栓塞引起，13% 的病例由颈动脉夹层源性栓塞引起，21% 病例由大小血管性疾病导致。

其中心脏疾病包括瓣膜病、心肌病以及卵圆孔未闭。在 720 例病因为"其他"的病例中，有 426 例发生过颈动脉夹层，对于年轻患者需要考虑的一些病因在这项研究结果中占比不高，比如脑血管炎（42 例），烟雾病（在亚洲人群中更为常见）和纤维肌发育不良（在年轻的白人女性中更为常见，20 例）。遗传性易栓症占 59 例，抗磷脂抗体综合征占 39 例。

脑卒中发病率在 45～49 岁时为 32.9/10000，与 30～34 岁的发病率 4.5/10000 相比升高，这与动脉粥样硬化相关性脑卒中发生率升高有关。吸烟也是危险因素之一，脑卒中的发病风险与吸烟的时间和量有关[2]。此外，服用避孕药的女性卒中发病率为 4/10000[3]。

卵圆孔未闭的年轻人脑卒中发病率为 5.1/10000。与单纯药物治疗（阿司匹林，氯吡格雷或华法林）相比，关闭卵圆孔并不能降低卒中再发的风险[3]。

后循环缺血性脑卒中病因

一项包含 117 名患者的大型研究显示，心源性和大血管源性栓塞所致病例占 54%。67% 的患者存在偏盲，22% 存在象限性偏盲，7% 出现了双侧视野缺损。25% 的患者存在运动和感觉上的异常，10% 存在视觉空间忽视，13% 有阅读困难和/或书写困难[4]。

最近一项研究对 205 名大脑后动脉支配区发生梗阻的患者进行了 MRI 检查，发现：49% 的脑卒中病例是由栓塞性梗阻导致，43% 患有大动脉粥样硬化性疾病，20% 的病例有心源性栓塞，且有证据显示 79 名患者存在广泛的脑血管疾病。

在 87 名大动脉粥样硬化疾病的患者中，38 人有 PCA 病变而不伴远端动脉粥样硬化，49 人有椎基底动脉和/或主动脉弓病变但不伴 PCA 病变。后一组栓塞性脑梗死的发病率更高，而前一组原位血栓形成和分支动脉栓塞的发病率更高。对于这些患者，腹外侧丘脑比枕叶皮质更易受损。因此，大动脉粥样硬化性疾病在 PCA 中不常见。约 40%PCA 供血区域发生梗死的患者存在广泛的脑血管疾病。

脑梗死伴发偏头痛

有几项研究表明，在年轻女性患者中脑血管疾病与偏头痛之间存在相关性[6-8]。其中法国一项纳入了 72 名 45 岁以下的女性的研究发现：其中无先兆的偏头痛患者罹患脑卒中的 OR 值为 3.0，而有先兆偏头痛的为 6.2。每日吸烟大于 20 支，罹患脑卒中的 OR 值增高至 10.2；服用避孕药的，OR 值增至 13.9。

另一项包含 291 名 20~44 岁女性的多中心研究同样表明偏头痛与脑卒中之间存在相关性，并且 OR 值随高血压、抽烟以及避孕药的使用而增加。与无偏头痛病史、无吸烟史且未使用过避孕药的女性相比，既有偏头痛病史又有吸烟史和避孕药使用史的女性发生脑卒中的相对危险度为 34.4。无偏头痛病史但使用避孕药的女性发生脑卒中的相对危险度为 1.19[7]。在过去一年偏头痛发生次数大于 12 次的女性脑卒中风险会进一步增高[8]。

一项对 2005 年来发表的相关文献的 Meta 分析研究发现：偏头痛发生脑卒中的 RR 值为 2.16(有先兆偏头痛的为 2.27，无先兆偏头痛的为 1.83)，偏头痛合并使用口服避孕药的 RR 值为 8.72[9]。

一项对脑卒中患者进行临床和 MRI 检查的研究，从德国脑卒中病房的 8317 名患者中选取了 17 名患者进行评估后发现：70% 的患者病变发生在后循环供血区。仅 35% 的病例出现了大面积梗阻，其余仅在弥散加权成像中见小病灶，其中 41% 为多发性小病灶。MRA 检查结果大多正常，仅少数在受累动脉中见血流异常。65% 的患者存在卵圆孔未闭。除了一例患者，其余所有患者都存在脑卒中的危险因素：47% 的患者有高血压，41% 使用口服避孕药。电话随访发现 6 名患者存在残留症状[10]。

其他病例存在脑皮质水肿或层状坏死的特征性 MRI 异常表现，这些病变可以是可逆的[11]，也可能是不可逆的[12]。这些病例中的 MRA 均正常。

后循环梗死相关性皮质层疾病

详见附录 4。

参考文献

[1] Yesilot Barlas N, Putaala J, Waje-Andreassen U, Vassilopoulou S, Nardi K, Odier C, Hofgart G, Engelter S, Burow A, Mihalka L, Kloss M, Ferrari J, Lemmens R, Coban O, Haapaniemi E, Maaijwee N, Rutten-Jacobs L, Bersano A, Cereda C, Baron P, Borellini L, Valcarenghi C, Thomassen L, Grau AJ, Palm F, Urbanek C, Tuncay R, Durukan Tolvanen A, van Dijk EJ, de Leeuw FE, Thijs V, Greisenegger S, Vemmos K, Lichy C, Bereczki D, Csiba L, Michel P, Leys D, Spengos K, Naess H, Tatlisumak T, Bahar SZ. Aetiology of ffrst-ever ischaemic stroke in European young adults: the 15 cities young stroke study. Eur J Neurol. 2013; 20: 1431-1439.

[2] Ferro JM, Massaro AR, Mas J-L. Aetiological diagnosis of ischaemic stroke in young adults. Lancet Neurol. 2010; 9: 1085-1096.

[3] Furlan AJ, Reisman M, Massaro J, Mauri L, Adams H, Albers GW, Felberg R, Herrmann H, Kar S, Landzberg M, Raizner A, Wechsler L. Closure or medical therapy for cryptogenic stroke with patent foramen ovale. N Engl J Med. 2012; 366: 991-9.

[4] Cals N, Devuyst G, Afsar N, Karapanayiotides T, Bogousslavsky J. Pure superffcial posterior cerebral artery territory infarction in The Lausanne Stroke Registry. J Neurol. 2002; 249: 855-861.

[5] Lee E, Kang DW, Kwon SU, Kim JS. Posterior cerebral artery infarction: diffusion-weighted MRI analysis of 205 patients. Cerebrovasc Dis. 2009; 28: 298-305.

[6] Tzourio C, Tehindrazanarivelo A, Iglésias S, Alpérovitch A, Chedru F, d'Anglejan-Chatillon J, Bousser MG. Case-control study of migraine and risk of ischaemic stroke in young women. BMJ. 1995; 310: 830-833.

[7] Chang CL, Donaghy M, Poulter N. Migraine and stroke in young women: case-control study. The World Health Organisation Collaborative Study of Cardiovascular Disease and Steroid Hormone Contraception. BMJ. 1999; 318: 13-18.

[8] Donaghy M, Chang CL, Poulter N. Duration, frequency, recency and type of migraine and the risk of ischaemic stroke in

women of childbearing age. J Neurol Neurosurg Psychiatry. 2002; 73: 747-750.

[9] Etminan M, Takkouche B, Isorna FC, Samii A. Risk of ischaemic stroke in people with migraine: systematic review and meta-analysis of observational studies. BMJ. 2005; 330(7482): 63.

[10] Wolf ME, Szabo K, Griebe M, Förster A, Gass A, Hennerici MG, Kern R. Clinical and MRI characteristics of acute migrainous infarction. Neurology. 2011; 76: 1911-1917.

[11] Resnick S, Reyes-Iglesias Y, Carreras R, Villalobos E. Migraine with aura associated with reversible MRI abnormalities. Neurology. 2006; 66: 946-947.

[12] Liang Y, Scott TF. Migrainous infarction with appearance of laminar necrosis on MRI. Clin Neurol Neurosurg. 2007; 109: 592-596.

病例 46

【病史】

患者，女，46岁，视力障碍，每次持续数秒。患者描述眼前出现奇怪形状的闪光，有时呈片状闪电，有时一侧视野出现不十分闪亮的白色圆形斑点。这些症状均短暂性出现，一段时间后自行缓解。在视野范围内无颜色，无闪烁或银色线状，无锯齿或万花筒状干扰。在症状发作的间隔期间，患者无任何不适，不伴头痛。

患者有轻度高血压，已治疗。其余既往史无特殊。

【体查】

屈光间质和视盘正常。与患者面对面视野检测未发现缺损。

【临床评估】

这仅仅是偏头痛吗？我们能向这名女士保证无须再做进一步的检查吗？答案是否定的。病史的确会让人联想到偏头痛时出现的视觉先兆，但并不完全符合偏头痛的典型症状。首先，患者的视觉症状反复发作，且最近才出现，不伴头痛。其次，患者的既往史中，包括在青年期，无偏头痛或头痛发作史。可见对该患者行影像学检查是十分必要的。

【检查】

MRI示（图46.1）左枕叶皮质区占位性病灶并压迫其下方枕叶，钆造影后信号明显增强，为典型的脑膜瘤表现。

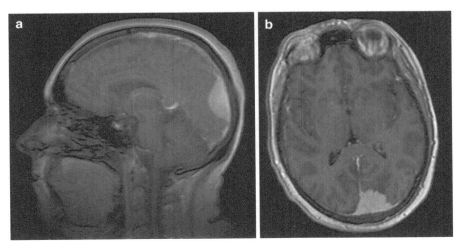

图 46.1　T1 加权轴位 MRI 示一压迫左枕极的强化密度影

【治疗】

行枕骨开颅术切除肿块(图 46.3)。术后出现视野缺损(图 46.2),12 个月后视野恢复到足以让她合法驾驶,但并没有完全恢复正常。拉莫三嗪治疗后未再出现癫痫发作,肿块也没有复发。

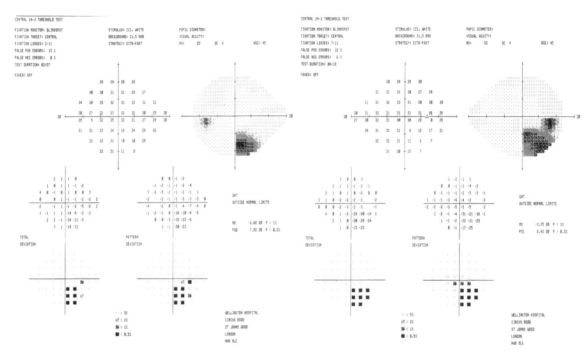

图 46.2　术后 Humphrey 视野检查

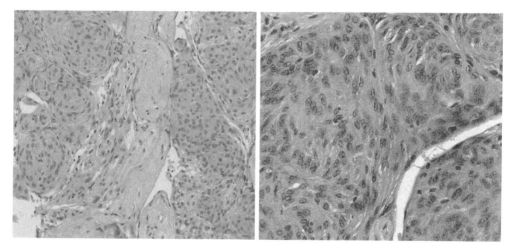

切除肿块的组织学检查示:肿瘤细胞片状或小叶状排列,为螺旋形,被胶原组织和玻璃样增厚血管所分隔。肿瘤细胞细胞核细长,轻度多形变。偶见有丝分裂象。呈 I 级脑膜瘤表现。

(HCA 实验室病理顾问 Nick Francis 博士供图。)

图 46.3　切除肿块的组织学检查

【讨论】

枕叶单纯部分性癫痫发作

枕部皮质源性的单纯部分性癫痫发作的视觉特征表现为彩色(通常为复杂的颜色)和圆形,其他形状如方形和星形则很少见。视觉症状往往出现在单眼的颞侧，或有视觉的、无视觉的或随机的半侧视野中。常见闪光或闪烁，幻觉的面积会扩大但不会移动。

这些症状往往在几秒内迅速发展，但持续时间也十分短暂，一般是几秒，很少超过 2~3 分钟。如果间歇期视力正常，一般也需要一段时间才能恢复。50% 的病例会并发头痛。发作时眼睛可移动，但不是阵挛性的，更像是追随运动，可能出现眼睑扑动。

损伤皮质的任何疾病都可能引发枕叶癫痫发作，例如原发性和继发性肿瘤、脓肿或寄生虫性囊肿、梗死、出血或动静脉畸形以及炎症病灶。也可能是神经元迁移障碍导致的，或者是儿童期发生的癫痫综合征导致的，比如 Gastaut 型特发性儿童枕叶癫痫和特发性光敏性枕叶癫痫，以及 Panayiotopoulos 综合征[1]。

癫痫发作时 EEG 表面电极可记录到阵发性的棘快波[1]，常传播到另一侧及颞区。

偏头痛的视觉先兆

偏头痛中所谓经典的视觉先兆是位于或靠近固视点处一个逐渐扩大的闪烁性中心暗点。暗点增大的同时逐渐变成拱形，拱形的前缘出现闪光状或锯齿状线条。拱形逐渐往周围向半侧视野边缘移动，同时锯齿线面积增大（与皮质病变区的增大一致）。几分钟后，这种闪烁盲点转变成视力丧失，或者被中心暗点或偏盲取代。

这种皮质现象的出现被认为是皮质层信号扩散被抑制的结果。缓慢传播的神经元去极化波能够抑制皮质层活动，该波以每分钟 3 mm 的速度在皮质层传播，这与闪烁性暗点穿过视野的速度相一致[2, 3]。

有观点认为，枕叶皮质中的病灶导致癫痫发作，而出现偏头痛视觉先兆的患者影像一定正常，这个观点已经被证明是错误的。Shams 和 Plant 在一篇文献中讨论了继发性偏头痛先兆和各种病变（主要是皮质动静脉畸形，还有良性肿瘤）之间的关系，他们发现这些病变能够导致神经元过度兴奋进而诱发和偏头痛中一样的皮质层传播抑制[3]。

参考文献

[1] Adcock JE, Panayiotopoulos CP. Occipital lobe seizures and epilepsies. J Clin Neurophysiol. 2012; 29: 397-407.

[2] Schott GD. Exploring the visual hallucinations of migraine aura: the tacit contribution of illustration. Brain. 2007; 130: 1690-1703.

[3] Shams PN, Plant GT. Migraine-like aura due to focal cerebral lesions: case series and review. Surv Ophthalmol. 2011; 56: 135-161.

病例 47

【病史】

患者，男，65 岁，急诊入院，2 周前开始出现身体不适。患者首先出现流感样症状伴头痛，病情逐渐加重。1 周前出现视力模糊，随后出现麻木感，当患者开始出现呕吐后其女儿把他带到了当地医院急诊科。

患者既往史无特殊，无规律的药物使用史。有抽烟史但已戒烟。系统回顾未见其余异常。

【体查】

患者入院时状况不佳但无发热。一般检查和神经检查未见异常。中心视力在正常范围内，视盘无水肿。双眼视野表现为左上象限盲（图 47.1）。

入院后行进一步检查，包括脑部 CT。CT 结果示：右侧枕叶内有大型肿块（图 47.2）。患者被转诊至皇家慈善医院（Royal Free Hospital）行进一步诊治。

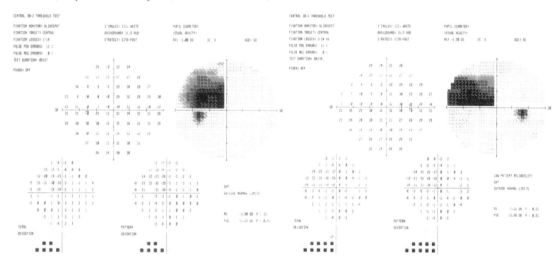

图 47.1　Humphrey 视野检查示左上象限盲

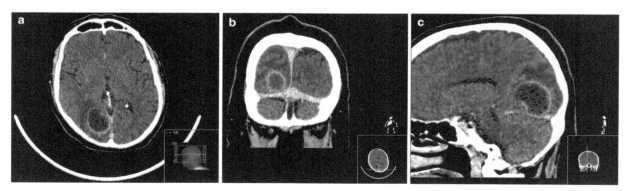

图 47.2　脑部 CT 扫描示右枕叶球状病灶伴环形增强

【临床评估】

65 岁老年男性，既往身体状况良好，流感样症状起病，随后头痛加剧，出现视力模糊和麻木感，最后出现呕吐。这一系列症状在 2 周内迅速发展，强烈提示存在颅内压升高相关性疾病，立即进行 CT 扫描的处理是正确的。CT 结果显示右侧枕叶肿块伴周围水肿。神经系统症状为左侧同向性偏盲伴轻度同侧感觉丧失，但无锥体束征（因为病变累及上行感觉白质，但未累及下行的运动神经束）。基于放射学检查的鉴别诊断有：感染，包括脓肿和原虫感染；肿瘤，包括原发和继发性淋巴瘤，鉴于环形增强和肿块效应，继发性肿瘤的可能性大于原发性肿瘤；瘤样炎性病变如结节病、血管炎、白塞综合征。若找不到原发病因，则应进一步进行活检。

【检查】

血液相关检查除中性粒细胞为 11.5×10^9/L 外，其余无明显异常。ESR 正常但是 CRP 为 16 mg/dL。钠离子浓度偏低为 127 mmol/L。复查 CT 后推荐进一步行 MRI 检查（图 47.3）。检查结果提示脓肿或者是转移性肿瘤。胸腹部以及骨盆 CT 扫描均未见这两种可能病因的原发病灶，血培养也是阴性。超声心动图未见瓣膜感染性赘生物。

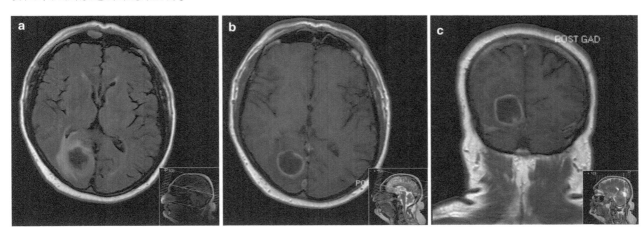

颅脑 MRI 扫描示病灶出现中心坏死和周围环形增强，提示存在周围血管性水肿。

图 47.3　颅脑 MRI 检查结果

神经外科行钻孔抽吸减压及活检。吸出浑浊的黄绿色"有臭味的"液体，随即送检。

细胞学检测示细胞坏死碎片和大量多型核细胞。微生物学分析示革兰氏染色阳性球菌，培养见咽峡炎–星座链球菌菌落，对头孢曲松敏感。

患者接受了 6 周的静脉内头孢曲松治疗，恢复良好。传染科医生建议再口服阿莫西林 4 周。患者视野缺陷改善（图 47.4）但仍未完全恢复。复查 CT 示残留空腔以及周围胶质增生。

【讨论】

脑脓肿

细菌感染所致的脑脓肿现在很少见，每年发病率约为 1/10000。革兰氏染色阳性需氧菌为主要致病菌，比如链球菌和葡萄球菌。革兰氏染色阴性菌如大肠杆菌、嗜血杆菌、假单胞菌以及不动杆菌较少见，厌氧菌罕见。该病病死率高，约 10%。

感染可来源于邻近组织如鼻旁窦、中耳，也可通过静脉从口腔和咽部来，又或者是通过动脉从其他地方比如心脏瓣膜来。显然，感染也可由局部创伤或神经外科手术引起。在儿童中，先天性心脏病尤其是出现分流的先天性心脏病，是一个公认的危险因素。

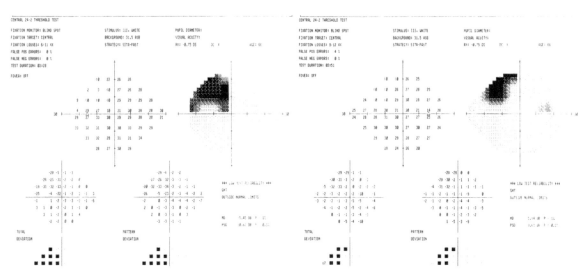

图 47.4　Humphrey 视野检查示上方象限盲有所恢复

局灶性脑炎会引起炎症细胞包括中性粒细胞和巨噬细胞的浸润，出现水肿，伴迅速扩大的中央坏死性囊性病灶。随着炎症反应的消退，胶质增生出现。

患者一般因头痛和嗜睡就诊，随后出现局灶性神经系统体征和颅内压增高的体征。大约一半的病例会出现发热，且发病时患者可能未觉周身不适。

大多数患者，譬如此病例，都是先行立体定向抽吸术，然后进行长时间的抗菌治疗，先行经验性抗感染治疗，在确定病原体和药敏结果后再选用敏感性抗菌药物。

50%的患者发病时出现癫痫，90%患者治疗后出现癫痫，因此多数患者在恢复后要继续行抗惊厥治疗。大约 50%的病例仍残存神经功能损伤[1]。

参考文献

[1] King N. Cerebral abscess. Handb Clin Neurol. 2010；96：65-74.

病例 48

【病史】

患者，女，42 岁，因癫痫全身性发作急诊入院。既往身体状况良好，一天前自觉阵发性视力模糊，每次都感觉双侧视野变暗，持续几秒后恢复正常。这种症状在一天内出现的频率逐渐增加，伴头痛，继而出现嗜睡。病情在一夜之间恶化，次日早晨连续出现 3 次强直性阵挛发作。

1992 年，患者接受了一年的结核治疗。余既往史无特殊。

【体查】

患者嗜睡，不伴发热。中心视力 6/12，6/9，色觉正常，双侧瞳孔反射对称。视野右侧旁中心暗点（图 48.1）。屈光间质清晰，视盘正常。其余神经系统检查均正常。

全身系统检查正常，特别是胸部检查无异常。

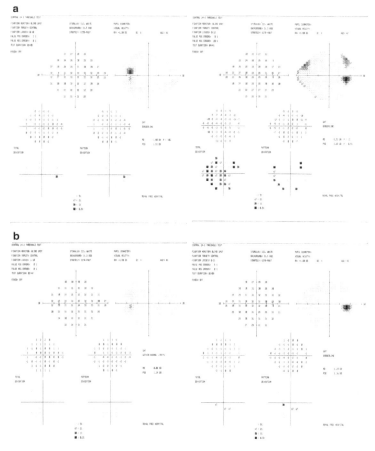

（a）右侧视野缺损；（b）治疗后恢复正常。

图 48.1 Humphrey 视野检查示

【检查】

CRP<1 mg/dL，血常规示中性粒细胞增加至 13.3×10⁹/L，生化检查各项指标均正常，血气分析的结果在正常参考值范围内。

胸片无异常。

胸部 CT 示淋巴结病和右上叶斑片状实变（图 48.2）。

头部 CT 示左枕叶有一水肿区与邻近皮质内的钙化灶紧密相连（图 48.3）。

脑部 MRI 示左枕叶单个病灶，环形增强，周围血管源性水肿（图 48.4a，b）。

吸取痰液标本行 AAFB 检查呈阴性。

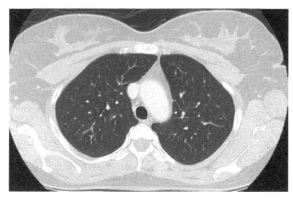

胸部 CT 示：肺门和纵隔淋巴结多发性钙化，右上叶炎性结节伴周围组织玻璃样变。

图 48.2 胸部 CT

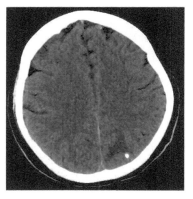

头部 CT 示：左枕叶血管源性水肿伴邻近皮质的一个钙化灶。该影像学表现的鉴别诊断包括感染，比如结核、囊尾蚴病和弓形虫病；血管瘤和恶性肿瘤转移灶。

图 48.3 头部 CT

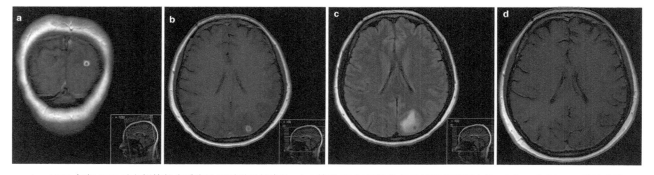

（a，b）T1 加权 MRI 示左侧枕部皮质内呈环形增强的病灶，（c）轴向 T2 加权轴位 MRI 示病灶周围水肿，（d）T1 加权 MRI 示治疗后病灶缩小。

图 48.4 MRI 检查

【临床评估】

该女性患者有结核病史，因多次癫痫全身性发作和视野缺损入院，检查发现其枕叶存在单发的环形增强病灶。CT 结果显示病灶出现了钙化，说明不是新发病灶而是既往病灶的复发。患者体健，血液学检查也没提示异常。鉴别诊断同放射科医生给出的一样，包括：感染性疾病，比如结核、化脓性脓肿和囊尾蚴病；原发性或继发性肿瘤，比如淋巴瘤；一些疾病的炎性病灶，比如结节病、白塞病和脑血管炎，这些炎症性反应较少见于多发性硬化。病灶钙化提示感染性疾病或肿瘤的可能性更大。

【治疗】

给患者使用了抗惊厥药物并进行了如上检查,癫痫未再发作。回顾患者 1992 年的检查结果发现:胸片异常,有弥漫性阴影;脑脊液蛋白含量升高至 0.76 g/dL,白细胞 25×10⁹/L,葡萄糖水平降低至 1.9 mmol/L,提示可能为结核性脑膜炎。患者曾出现过外展神经病变但已治愈。患者接受了 2 个月的链霉素治疗,以及持续 1 年的利福平、吡嗪酰胺和吡哆醇治疗后,再行胸片检查显示恢复正常。

治疗团队原本要求进行脑组织活检,但是神经外科医生认为存在损伤视力的风险,所以患者又进行了持续 1 年的抗结核治疗。再行 MRI 检查(图 48.4c)发现病灶有所改善,且患者此后恢复良好,视野正常,癫痫未再发作。

【讨论】

2011 年,有 870 万人感染结核,其中 140 万人死亡[1]。发病率最高的地区是撒哈拉以南的非洲,其次是亚洲。结核感染是艾滋病患者的主要死因。

结核性脑膜炎、结核性脓肿以及脑内结核瘤均会累及神经系统。结核性脑膜炎(TBM)属于亚急性疾病,具有意识障碍、脑水肿和脑神经麻痹的表现。可能发生癫痫和偏瘫。MRI 可见脑膜信号增强;脑脊液也可见异常,比如脑脊液糖/血糖比值偏低。

结核瘤是出现在脑内的感染病灶,体积会增大但不会破入蛛网膜下隙。结核瘤由淋巴细胞、巨细胞和巨噬细胞组成,伴中央干酪样坏死和干酪样肉芽肿。结核瘤表现为单个或多个占位性病变。体积可以大到在 CT 和 MRI 上呈肿瘤样表现。结核瘤不像结核脓肿,其内不含脓性液体。结核分枝杆菌可以在体内留存长达数年,当宿主免疫系统降低时能够重新活化[2]。病变可出现在任意部位,但是在儿童中常见于幕下区。影像学表现为 1~8 cm 的球形病变,CT 可见其中心低密度,并环形增强,MRI 见环形增强和中央低信号。光谱学和 MTR 技术无法特异性地将其与其他感染和肿瘤进行区分,所以大多数病例需行活检。

最近一项研究[3]回顾了 24 例来自法国、印度和墨西哥的孤立性结核瘤,并对此前报道过的 92 个病例进行了讨论。提示全身性感染的证据很常见(见于 54% 的病例),但不是固定不变的,同时可伴有放射学上异常的胸部感染表现或淋巴结病。多数患者会出现脑脊液异常,83% 的患者经治疗后恢复良好。

该病治疗方面采用全面抗结核化疗;治疗反应率达 87%[1, 2]。利福平(10~20 mg/kg)和异烟肼(10~15 mg/kg)联合治疗 9~12 个月,加用吡嗪酰胺(25~30 mg/kg)和乙胺丁醇(15~20 mg/kg)治疗 2 个月或用链霉素(20~30 mg/kg)治疗 2 个月。现在耐药的问题逐渐受到了越来越多的关注。对 TBM 的患者联合使用类固醇可以减轻炎症(和血管炎)从而改善预后。

参考文献

[1] Chin JH, Mateen FJ. Central nervous system tuberculosis: challenges and advances in diagnosis and treatment. Curr Infect Dis Rep. 2013; 15: 631-635.

[2] DeLance AR, Safaee M, Oh MC, Clark AJ, Kaur G, Sun MZ, Bollen AW, Phillips JJ, Parsa AT. Tuberculoma of the central nervous system. J Clin Neurosci. 2013; 20: 1333-1341.

[3] Psimaras D, Bonnet C, Heinzmann A, Cardenas G, Hernandez JLS, Tungaria A, Behari S, Lacrois D, Mokhtari K, Karantoni E, Sokrab Taq E, Idris Mohammed N, Sonmez G, Caumes E, Roze E. Solitary tuberculous brain lesions: 24 new cases and a review of the literature. Rev Neurol. 2014; 170: 454-463.

病例 49

【病史】

患者，男，62岁，左利手，2周前开始出现不断加重的头痛，因突发左侧面部无力，随后出现左上肢无力伴感觉丧失就诊。他发现自己虽然可以移动左手，但是不能控制自己的左手。几分钟后，患者失去知觉。据旁观者称，患者先是出现了左上肢局部痉挛，而后出现癫痫全身性发作。

患者被收治入院，检测发现右顶叶外周存在出血灶(图49.1，图49.2)。

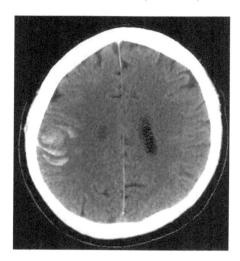

脑部CT示右侧顶叶出血，累及皮质和周围白质。
出血呈层状，与高血压导致的脑叶出血不相符。

图49.1　脑部CT

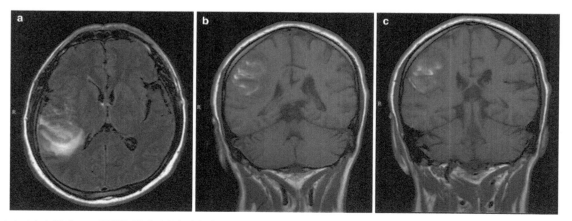

(a)T2加权轴位MRI同层扫描示顶叶白质水肿异质性T2信号改变，伴占位效应；(b)T1加权冠状位成像示同一病灶，但是由于含铁血黄素沉积T1信号缩短(提示出血在疾病进展期间出现多次)。

图49.2　MRI检查结果

导管血管造影显示在颈内动脉与颈外动脉和上矢状窦、右横窦、乙状窦与窦汇之间存在广泛的动静脉瘘(图49.3)。颈外动脉与上矢状窦之间的交通呈高压高流量状态。有证据表明存在广泛的静脉流出受阻。

患者分三次进行了动静脉瘘的栓塞术。第三次术后出现了视力和阅读障碍。

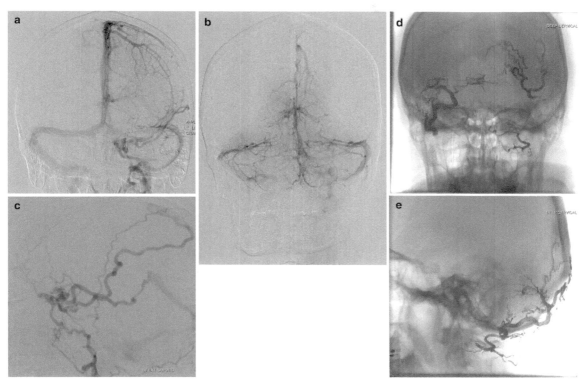

(a,b):上矢状窦中部三分之一阻塞,皮质血液逆流入前三分之一段。(c):上矢状窦与左侧颈外动脉之间存在血管瘘。(d,e):右侧窦汇与横窦之间见高流量血管瘘。
(由国立医院神经影像学顾问 Peter Cowley 医生供图。)

图49.3 六个血管的导管血管造影

【体查】

中心视力为双眼指数。视野检查见左上象限盲(图49.4)。患者无色觉,但可以识别人脸。有明显的阅读困难,不能识别和诵读单词。无法识别单个字母,但是经提醒能够轻松写出完整的句子。计算能力正常。用儿童视力检查表对患者进行检测发现他能够识别至视敏度6/9行。

心理评估确诊患者存在阅读困难,保有书写能力。患者的记忆力,视觉空间和定向检测均正常,无面孔失认症。

【临床评估】

这名左利手的男性患者因左侧偏身感觉丧失伴无力,尤其无法控制左手活动故前来就诊。症状提示可能存在位于右侧皮质顶叶的病灶导致本体感觉障碍,该推测与患者接下来出现的症状相吻合:癫痫全身性大发作前出现了左侧局部运动性癫痫发作。由于患者症状突发且伴有头痛,所以在该部位发现了出血并不意外。并且出血表现为静脉源性而非动脉源性出血特征,这与动静脉瘘所致静脉流出受阻相关。

但是以上并不是我们在这里陈述该病例的理由,这个病例的亮点在于治疗期间,患者出现了特异性且罕见的视觉感知和阅读障碍。

患者出现了严重的继发性阅读障碍,但保留了书写能力,同时还存在色盲和上象限盲。这些症状不

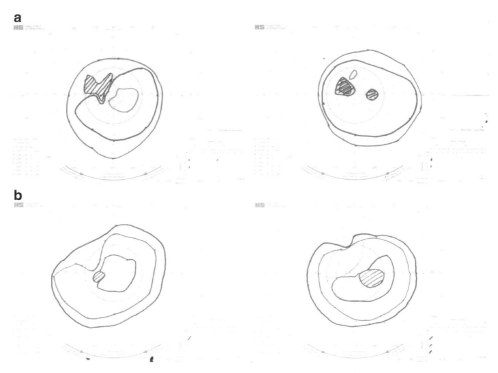

图 49.4　Goldman 视野检查示左上象限盲

是顶叶病灶所能导致的。首先，顶叶损伤与下象限盲相关。其次，顶叶病灶往往导致中枢性失读症——阅读和书写障碍，是失读症与失写症的结合。而相对顶叶再靠前的病灶则与言语障碍症相关。

　　失读症不伴失写被称为单纯性失读症，导致该病变的病灶往往位置更靠后尤其是枕叶，如果色板阅读困难是色盲导致的（也有可能不是，因为患者有明显的单个单词识别障碍，所以这也可能是阅读障碍导致的），那病变部位会更加靠后，特别是在枕颞交界处（见附录4）。最后，鉴于视野缺损为上象限盲，可以推测病灶位于枕极颞侧或腹侧。

　　进一步行 MRI 扫描显示右半球枕叶内侧梗死灶，病灶向前往颞后区延伸（图 49.5）。

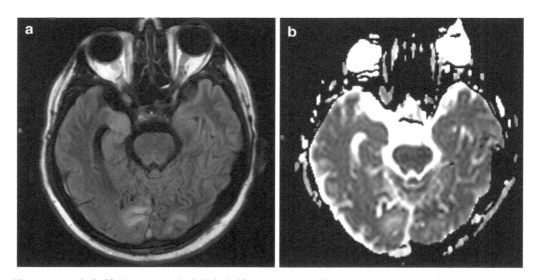

图 49.5　T2 加权轴位 MRI（a）和弥散加权轴位 MRI（b）扫描示右侧枕叶和颞后（梭状）回梗死形成

【讨论】

失读症

单纯性失读症与语言功能异常无关且不伴失写，完全性失读症表现为既不能识别也无法说出单个单词。偏盲性阅读障碍的患者可以识别单词，但是偏盲（特别是左半球占优势的患者出现右侧偏盲）会明显降低患者从左至右的阅读速度，这与靠近中线的视野缺损相关。忽视性失读症与非优势半球的顶叶病变相关，单词的一半会被忽视从而导致单词对患者失去意义。对于注意力无法集中导致的失读症患者，单词会出现重叠而无法被理解，这与优势半球的顶叶病变相关。

该病例属于单纯性失读症，同时伴有一些完全性失读症的特征。心理评估结果没有显示任何与忽视性或注意力障碍相关的表现。这在左利手人群中有过类似报道[1]。

fMRI 和 PET 研究显示导致单纯性和偏盲性失读症的病灶在优势半球的枕叶内侧。单纯性失读症患者往往还有颞叶后梭状回受累[2, 3]。单纯性失读症的症状可以改善，患者能够学会逐字阅读，但是往往留有损伤和残疾。偏盲性失读症患者对视动阅读训练等治疗方法则有良好的应答[4]。

参考文献

[1] Pillon B, Bakchine S, Lhermitte F. Alexia without agraphia in a left-handed patient with a right occipital lesion. Arch Neurol. 1987; 44: 1257-1262.

[2] Leff AP, Crewes H, Plant GT, Scott SK, Kennard C, Wise RJ. The functional anatomy of single- word reading in patients with hemianopic and pure alexia. Brain. 2001; 124: 510-521.

[3] Leff AP, Spitsyna G, Plant GT, Wise RJ. Structural anatomy of pure and hemianopic alexia. J Neurol Neurosurg Psychiatry. 2006; 77: 1004-1007.

[4] Schuett S. The rehabilitation of hemianopic dyslexia. Nat Rev Neurol. 2009; 5: 427-437.

病例 50

【病史】

患者，男，74 岁，转诊自白内障科。2 年前视光师发现患者存在左侧视野缺损，当时他的视力是 6/9 和 6/6，白内障情况还未达到手术指标。现视野缺损加重（图 50.1），患者为求进一步诊治转入神经眼科。

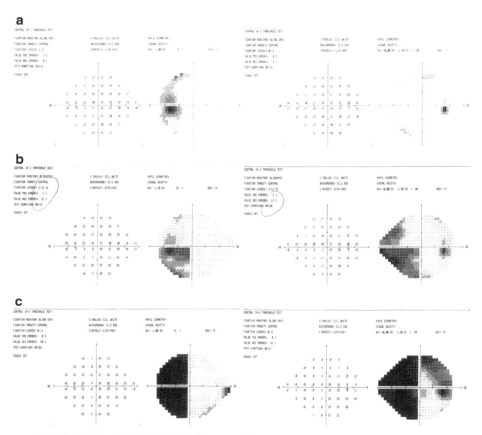

Humphrey 视野检查示 2 年间左侧视野缺损渐加重，至半侧视野完全缺损并向另一侧扩展。

图 50.1　Humphrey 视野检查

患者自诉至今未出现过任何神经系统症状，既往体健。患者有抗高血压药物使用史以及用坦索罗辛治疗过夜尿症。

经仔细问询得知患者存在独自出行困难。虽然他能够独自去超市以及搭乘公交、地铁，但是当他和妻子去巴黎旅行时，他的妻子发现他无法在陌生的城市独自出行，也无法通过使用地图找到回酒店的路。他本人和妻子均未发现他出现过任何记忆或行为上的异常。患者的读、写和计算能力未受影响，无头痛症状。

【体查】

中心视力 6/9 N8，色觉正常，瞳孔反射对称。存在不一致的左侧视野缺损（图 50.1）。视盘正常，无其他神经系统异常体征。步态正常。

【临床评估】

患者因缓慢进展的左侧偏盲就诊，除了新近发现的视觉空间感知异常外无其他症状。根据患者表现推测可能存在右半球病变，且已明显累及后视觉通路，但顶叶后区除外。由于病情进展已有 2 年，可以排除血管因素，又考虑到为单侧病变，故为代谢和退行性病变的可能性也不大，因此应该考虑为肿瘤，首选影像学检查。

【检查】

脑部 MRI 扫描示两侧枕叶和顶叶明显不对称，右侧出现萎缩。没有占位性病变、陈旧性出血、梗死或脓肿的表现（图 50.2）。

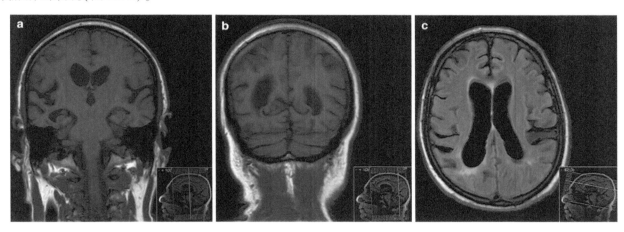

T1 加权冠状位 MRI（a，b）和轴位 FLAIR 序列 MRI（c）扫描示右侧颞叶、顶叶和枕叶的白质和灰质出现非对称性萎缩，不伴白质病变。

图 50.2　T1 加权冠状位 MRI 和轴位 FLAIR 序列 MRI

虽然退行性变双侧不对称性受累十分少见，但是该病最可能的病因仍然是退行性变。对患者进行正式的神经心理学评估后发现，与估计的发病前的智商相比，患者的智力出现下降，并且视觉空间功能、视知觉和视觉记忆均存在缺陷。患者还存在命名不能，言语记忆轻度受损，工作记忆受损等情况。

脑部 FDG SPECT 扫描（图 50.3）示萎缩区域呈低代谢状态，这与后部皮质萎缩的诊断相符。

后部皮质萎缩

后部皮质萎缩是以高级视觉功能受损为特征，合并影像学上出现大脑后皮质和皮质下结构退行性变性的一种临床综合征[1, 2]。一项研究[3]表明，523 名后续诊断为阿尔茨海默病的患者中有 5% 因后皮质萎缩的特征就诊，可见其发病率很低（当然很可能是认识不足才导致报道少）。患有该典型综合征的患者通常在六七十岁时表现出症状。

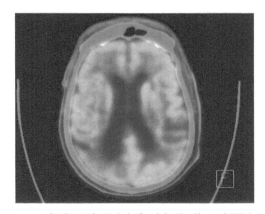

SPECT 扫描示右侧顶叶皮质，右侧前、外、后侧颞叶皮质和右侧枕叶皮质均呈明显低代谢状态。额叶皮质、纹状体和小脑的摄取功能处于正常范围。

图 50.3　SPECT 扫描

神经心理学损伤为该病变的主要特征，包括最常见的视觉空间和视知觉损伤，如 Balint 综合征和 Gerstmann 综合征(表 50.1)以及阅读障碍(失读症)[2]。

这些损伤逐渐加重，可以在大脑广泛受累的证据出现前就变得非常严重。疾病早期，记忆力、语言能力和执行能力可能不受影响，但是随着时间推移这些能力都会开始退化，有的患者甚至可能最终发展成完全痴呆。

病理学研究发现[4]，60%的后皮质萎缩病例中出现了阿尔茨海默病的病理特征，比如神经纤维缠结和淀粉样沉积物，其中一小部分可归因为皮质路易体病、皮质基底节变性以及朊病毒病。有研究发现[4,5]，在出现阿尔茨海默病病理特征的病例中，与大脑前部相比，神经纤维缠结和淀粉样沉积在枕顶叶区更加常见。在有路易氏体的病例中，视幻觉的发病率据说更高。在尸检确诊皮质基底节变性的 2 个病例中，可见 Tau 蛋白阳性的星形胶质细胞，未见神经纤维缠结或路易氏体，其中一个病例出现了皮质基底神经节变性(CBGD)中常见的非对称性运动障碍，而另一个病例则出现了非对称性的视觉空间障碍以及随后的额叶损伤[6]。在一项包括了 6 名患者的研究中，所有患者均因同向性偏盲和视觉空间功能障碍就诊，并且都表现出像该病例一样的非对称性皮质萎缩，其中 4 个病例行 SPECT 检测发现在相同部位呈现出低代谢状态。根据随访结果，其中 5 名为阿尔茨海默病，1 名为皮质基底神经节变性(CBGD)。

目前该病没有相应的治疗方法，但考虑到路易体病和阿尔茨海默病的发病率很高，部分医生推荐使用乙酰胆碱酯酶抑制剂[2]。

表 50.1　Balint 综合征与 Gerstmann 综合征

Balint 综合征	同时性失认症
	眼球运动不能
	视觉性共济失调
	环境失认
Gerstmann 综合征	计算能力缺失
	失写症
	手指失认症
	左右定向障碍

参考文献

[1] Benson F, Davis J, Snyder BD. Posterior cortical atrophy. Arch Neurol. 1988; 45: 789-793.

[2] Crutch SJ, Lehmann M, Schott JM, Rabinovici GD, Rossor MN, Fox NC. Posterior cortical atrophy. Lancet Neurol. 2012; 11: 170-178.

[3] Snowden JS, Stopford CL, Julien CL, Thompson JC, Davidson Y, Gibbons L, Pritchard A, Lendon CL, Richardson AM, Varma A, Neary D, Mann D. Cognitive phenotypes in Alzheimer's disease and genetic risk. Cortex. 2007; 43: 835-845.

[4] Tang-Wai DF, Graff-Radford NR, Boeve BF, Dickson DW, Parisi JE, Crook R, Caselli RJ, Knopman DS, Petersen RC. Clinical, genetic and neuropathological characteristics of posterior cortical atrophy. Neurology. 2004; 63: 1168-1174.

[5] Levine DN, Lee JM, Fisher CM. The visual variant of Alzheimer's disease: a clinicopathological case study. Neurology. 1993; 43: 305-313.

[6] Tang-Wai DF, Josephs KA, Boeve BF, Dickson DW, Parisi JE, Petersen RC. Pathologically conffrmed corticobasal degeneration presenting with visuospatial dysfunction. Neurology. 2003; 61: 1134-1135.

[7] Formaglio M, Krolak-Salmon P, Tilekete C, Bernard M, Croisile B, Vighetto A. Homonymous hemianopia and posterior cortical atrophy. Rev Neurol. 2009; 165: 256-262.

第六部分

附录

附录 1

【视力】①

只有在眼科检查全部完成后才能进行视觉系统神经学检查。角膜异常、晶状体混浊和视网膜问题都可以导致视力模糊或视物变形,但这有时会被误诊为是神经系统疾病,而被转诊到神经眼科诊所,有相当一部分患者被发现屈光不正是导致视觉症状的唯一原因。

将 Snellen 视力表放在明亮的位置,距离患者 6 米;低亮度会导致视力下降,因为中心凹神经节细胞的光阈值高。患者戴上眼镜接受检查,如果视力不正常,就在镜片上加一个针孔再次检查。可以让患者在任意合适的位置手拿 Jaeger 近视力表来测定近视力。屈光、角膜和晶体有问题的患者,近视力可能优于远视力,有调节和聚合功能障碍的患者则相反。更具敏感性的视力评估包括通过挂图或计算机程序进行对比灵敏度阈值测量,这些方法可以测量光栅最小空间分辨率的灵敏度。

弱视患者的常规眼科检查正常,无视神经病变;当视力下降是由视神经病变引起时,在受累眼前放置一个中性密度的滤光片会导致视力下降(例如从 6/9 到 6/60);如果是弱视引起的,则视力下降程度更小。

色觉通常采用 Ishihara、Hardy-Rand-Ritter 和 Dvorine 等假等色板来进行评估。这些办法虽然不能定量,也无法给出蓝黄疾病的充分评估,但都简单易操作。Farnsworth Munsell 100 色相测试等其他测量办法虽测量结果更好,但更复杂、更耗时。

这些测试可用于评估由视神经和黄斑病变导致的视力下降。8% 的男性可出现先天性色盲且呈对称性,不对称性色觉丧失通常是获得性的。

累及神经纤维乳斑束的视神经病变(例如视神经炎)会导致红绿辨色缺陷,而累及中心凹周围视神经纤维的视神经病变(例如青光眼和视乳头水肿)将导致蓝黄辨色缺陷以及视敏度相应降低,详见表 1。

表 1　视神经病变的症状

中心视力下降
近视力成比例下降
透过中性密度滤光片观察时,视力明显下降
色觉减少
同侧视野缺损
传入性或相对性传入性瞳孔障碍
视盘可能异常

【视野检查】

如果检查时足够仔细,那么行面对面视野检查即可。摆动手指检查只能够检测绝对性视野缺损,即在此视野内无视觉,有些患者是偏盲视野内无视觉,但仍能够感知动作。手指计数效果更好,患者必须

---

① 经许可改编自之前的出版章节:《神经学与临床神经科学》Schapira AHV(编者). 费城 Mosby Elsevier, 2007.

将注意力集中于检查者的眼睛,然后复述四个象限和中心视野中出现的手指数。借用小的物体会更准确,如帽钉:用白色帽钉绘制出周边区域,然后用红色帽钉表示中心缺损,特别是对于视神经病变来说,如上文所述,视神经病变可引起红绿辨色缺陷。

动态视野分析方法如Goldman(图1)的原理是,检查人员识别连续的视觉边界,即分辨光敏感度(DLS)。这些作为阈值,在阈值范围内,局部视网膜可以识别出比背景更亮的投射光。中央凹是最敏感的,因此能看到不太亮的目标;而远离中心视野的区域,即周边的视野,则需要更亮的目标。随着离中央凹越来越远,颞区视野变化缓慢,而鼻侧DLS急剧下降。这种视野评估方法的优点是,熟练的检查人员可以非常仔细地检测到视野异常,并可以反复核实视野边界。

自动化静态视野检查可用于所有眼科部门,一般10分钟左右即可完成,易操作,不需要太多的操作技巧就能完成。但与Goldman相比,这种方法的灵敏度要低一些。自动化静态视野检查可确定10°、24°、30°或70°视野内四个可视象限内的准确视野阈值(图2)。视野可记录,并可与后续的检查进行比对;可通过记录固视丢失率、假阳性和假阴性误差来评估可靠性。灰度指数显示了患者与年龄相匹配的正常人之间视敏度的平均值或模式偏差。

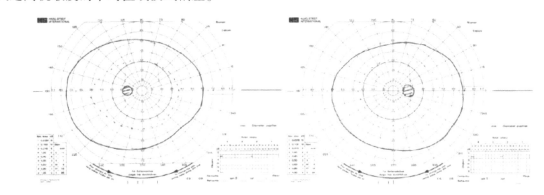

图1 正常的 Goldman 视野

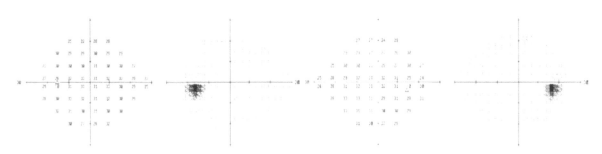

图2 正常的 Humphrey 自动化视野

阿姆斯勒方格表可用于检查中心视野变形(例如黄斑疾病),还可以检查细微的中心视野异常(例如由视神经病变引起的异常)。患者自己在表格上标出异常。

正切暗点计屏检查也简单快捷;将1 m的屏幕挂在诊室的墙上,用不同大小和亮度的光源做检测,就可以精确地绘制出视野。同样大小和亮度目标的光敏度轮廓称为等视线。不同尺寸和亮度的目标会产生不同的等视线,由此绘制视野。

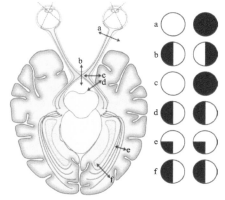

常见的视野缺损及其成因

附录 2

【瞳孔检查】①

新发的瞳孔散大患者可能会主诉视物模糊和畏光，但大多数患者没有症状。

瞳孔检查包括静态时瞳孔大小和形状的检查。瞳孔应是圆形的且大小相同。瞳孔大小可以用直尺测量，或用更方便的瞳孔计，如手持针孔–遮光板。然后进行亮暗环境检查。20%的年轻人可检测到生理性瞳孔不等大，60 岁以上则有 33%的人会出现这样的情况。生理性瞳孔不等大在暗环境下明显，如果是 Horner 综合征，则暗环境下瞳孔不等大更显著。焦虑也可能影响瞳孔大小，因为焦虑会使交感神经变得活跃。此外，疲劳也是一个影响因素。

瞳孔对光反射

应在明亮的光源下评估瞳孔反应，可在暗光背景下（刚好能在黑暗中看到瞳孔）使用充满电的直接检眼镜。让患者望向远方，防止调节时出现瞳孔缩小。光源照射瞳孔 2~3 秒，记录反应振幅和反应速度，重复几次，还要观察瞳孔再扩大所需的时间以及是否有早期瞳孔逃逸。早期瞳孔逃逸指一侧的瞳孔再扩大发生得更早，有时甚至在光源移开之前就发生，提示轻度传入性瞳孔障碍。

互感性对光反射

当光照在一只眼睛上时，另一只眼睛的瞳孔反应应该是振幅相等且同步的，因为瞳孔的神经纤维有 50%在中脑是交叉的。

近反射

让患者望向远方，然后找出能看清目标的最近距离（正视眼人群是 25 cm）。看向近处时，瞳孔缩小应是快速且对称的。记录近反射的响应速度和振幅，并与直接对光反射的情况进行比对。压迫、浸润或炎性原因（包括神经梅毒）、严重的双侧视神经病变和单纯副交感神经疾病导致的中脑上部损伤可能引起光–近分离。

瞳孔扩大

用亮光照射眼睛 12~15 秒，然后移除光源，瞳孔恢复到与背景光相适宜的大小。Horner 综合征患者会出现瞳孔恢复扩大的滞后，受累眼扩大比正常眼恢复慢，瞳孔大小不等加重。这可以通过红外线瞳孔成像来测量，或 15 秒后拍摄瞳孔照片记录。

相对性传入性瞳孔障碍（RAPD）

依次用光源重复照射每只眼睛 3~5 秒。改变光源从一只眼睛移动到另一只眼睛所花费的时间，用这个小技巧通常可引出 RAPD。应特别注意不要出现一只眼睛的光照时间更长的情况，光源照射每只眼睛

---

① 经许可后改编自之前的出版章节：《神经病学和临床神经科学》，Schapira AHV（编者）. 费城 Mosby Elsevier, 2007.

的视网膜的时间应相同（特别是眼位发生错位的时候），且不应出现调节性瞳孔缩小。如果操作得当，检查者会发现当光照返回患眼时，单侧视神经病变的患眼会出现瞳孔扩大。

【药物试验】

Horner 综合征：瞳孔缩小，同侧部分上睑下垂，明显眼球内陷，同侧面部无汗。瞳孔不等大在暗环境下更明显。直接对光反射正常。10% 的可卡因无法使受累瞳孔扩大。如果病变是中枢性或节前性，1% 的羟基苯丙胺可使受累瞳孔扩大；如果是节后性，则无反应（图 3）。1% 的阿拉可乐定（眼科更易获得）也可使受累瞳孔扩大，而正常瞳孔不受影响，但该试验不能确定病变部位。

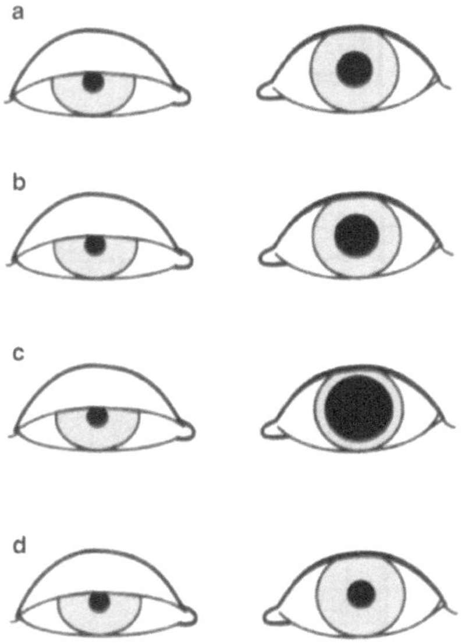

Holmes-Adie 综合征：亚急性重度瞳孔散大，数月内可部分消退，与无反射和罕见的自主神经衰竭（Ross 综合征）有关，瞳孔不等大在亮环境下更明显。瞳孔强直，完全的去神经少见，所以在行裂隙灯检查时可见蚓形运动（未去神经的虹膜产生的运动）。神经切除后的超敏感性，用 0.1% 的毛果芸香碱即可使受累瞳孔缩小超过正常范围（图 4）。强直性瞳孔可能由外伤引起，更常见的是病毒感染和葡萄膜炎引起的炎症造成的。

局部第 Ⅲ 对神经（动眼神经）麻痹仅表现为瞳孔散大，不会出现去神经增敏状态，所以 0.1% 的毛果芸香碱不会使瞳孔缩小，但 1% 的可以。

最后，药物介导的瞳孔散大对 1% 的毛果芸香碱无反应。

原发性瞳孔不等大：在明、暗两种环境下瞳孔不等大程度一般是相同的，但也可能暗环境下瞳孔不等大更明显（但还没达到 Horner 综合征那样的程度）。对可卡因反应正常（图 5）。

（a）光照下，（b）暗环境，（c）注射 10% 可卡因后，（d）注射 1% 羟基苯丙胺后；病变为节后性。

图 3　Horner 综合征瞳孔反应

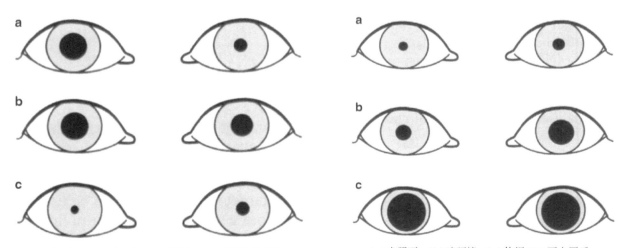

（a）光照下，（b）暗环境，（c）使用 0.1% 毛果芸香碱后。

图 4　强直性瞳孔的瞳孔反应

（a）光照下，（b）暗环境，（c）使用 10% 可卡因后。

图 5　原发性瞳孔不等大的瞳孔反应

附录 3

【眼部运动神经】

动眼神经

动眼神经核位于中脑。Edinger-Westphal 核的纤维包含副交感神经纤维，以及从尾部中央核到两侧提上睑肌的纤维。核支配的四条肌肉的神经纤维都是分开的，支配上直肌的神经纤维穿过中脑进入另一侧，而支配另三条眼肌的神经纤维位于同侧。动眼神经从中脑前脚间窝两侧发出，穿过小脑上动脉和大脑后动脉之间，从后交通动脉下方进入海绵窦，到达滑车神经上方的外侧壁。它穿过眶上裂，分为上、下两支，较小的上支支配上直肌和上睑提肌，下支在眶内分成多个分支，然后向前支配其余的三条眼肌。此外，副交感神经还供应睫状神经节。

滑车神经

滑车神经核与动眼神经核及内侧纵束相邻。轴突从核发出后穿过尾部，然后在导水管顶部汇合并交叉。滑车神经从位于下丘正下方的中脑背侧发出，绕过脑干进入海绵窦，进入动眼神经和三叉神经眼支之间的侧壁。它穿过动眼神经，进入 Zinn 环外的眶上裂，然后进入眶内上侧，支配上斜肌。

外展神经

外展神经核位于脑桥内侧，与内侧纵束相邻，面神经的膝状神经节刚好从该区域穿过。外展神经核穿过脑桥侧面，到达桥髓交界处。然后向上穿过蛛网膜下隙沿斜坡表面进入海绵窦内，连接其他神经。交感神经短暂会合，然后加入三叉神经成为鼻睫神经，外展神经穿过 Zinn 环进入眶内，支配外直肌。

【眼球运动障碍的成因】

第 III 对脑神经	
核	梗死 感染/炎性 肿瘤
束	梗死/出血 炎症
蛛网膜下	动脉瘤（PCA 和基底部） 梗死（"微血管"） 脑膜炎（感染性、肿瘤性和炎症性） 肿瘤
小脑幕边缘	钩回疝 脑积水 海绵窦和眶尖：见表 2
眼眶	感染/炎性 创伤

单侧的第Ⅲ脑神经核病变可表现为对侧上直肌肌力减弱(因为两侧的神经纤维共同支配双侧上直肌)和双侧部分上睑下垂(与提上睑肌的原因相同);若是双侧,则不会有眼睑下垂,而是可能存在眼内肌麻痹。

第Ⅳ对脑神经	
核和束	梗死/出血
	感染/炎性
	肿瘤
	创伤
蛛网膜下	创伤
	梗死("微血管")
	脑积水
	肿瘤
	脑膜炎(感染和肿瘤)
	乳突炎
	海绵窦和眶尖
眼眶	创伤
	感染/炎性
	肿瘤
先天性第Ⅳ对脑神经病变	

第Ⅵ对脑神经病变	
核	梗死
	肿瘤
	感染/炎性
	Duane 氏综合征
束	梗死/炎性
	肿瘤
蛛网膜下	动脉瘤(AICA,PICA,基底部)
	梗死("微血管")
	创伤
	脑膜炎(感染和肿瘤)
	CPA 肿瘤
	斜坡肿瘤
岩	岩尖乳突感染(岩尖)
	岩下窦血栓形成
	创伤
	钩回疝
	海绵窦和眶尖
眼眶	创伤
	感染/炎性
	肿瘤

【复视检查】①

让患者跟随一个目标注视九个方向的运动。一次检测一只眼睛(单眼运动),然后同时检测双眼(双眼运动)。在检查过程中,询问患者描述是否存在复视及其严重程度,并检查是否有眼肌麻痹现象。患者会注意到,当注视方向与麻痹方向一致时,复视图像向麻痹方向偏移。用红色滤光片盖住一只眼有助于区分复视图像来自于哪只眼睛。视力校正师也可以采用其他检查方法,如 Maddox 杆和 LEES 筛测试图。

交替遮盖试验

试验时检查者交替遮盖患者的双眼,这种方法对辨别轻微的融合异常非常有帮助,依次遮盖患者双眼,未遮盖眼再注视时会调整眼位,这样就可以看到水平和垂直方向的眼位移动。内斜视和外斜视分别是指,当存在水平偏差时,未遮盖眼向外或向内运动;而下斜视和上斜视指存在垂直偏差。如果双眼看起来保持在正位,但交替遮盖试验中出现了再注视移位,则称之为隐斜视。

斜视程度用屈光度来表示,用棱镜矫正复视。

Bielschowski 头部倾斜试验

该试验分四个阶段:
(1)识别上隐斜部位。
(2)检查向左或向右注视时,注意是否有某一侧眼位偏斜更大。
(3)检查向上或向下注视时,注意是否有某一侧眼位偏斜更大。
(4)检查头部向左或向右倾斜时,注意是否有某一侧眼位偏斜更大。

如图 6 所示,第一步,在第一眼位用交替遮盖试验检查患者,若显示右眼上隐斜大于左眼,则表示右侧(上斜肌和下直肌)或左侧(下斜肌和上直肌)的眼肌无力(图 6a)。

第二步,用交替遮盖试验再次检查患者,先向左注视,再向右注视,发现向左注视时右眼比左眼偏斜大。因此这个试验可以区分内收时对眼球垂直运动影响较大的斜肌和外展时对外展影响较大的直肌。在这个病例中,向左注视时右上隐斜增大,因此一定是右上隐斜或左上直肌无力(图 6b)。

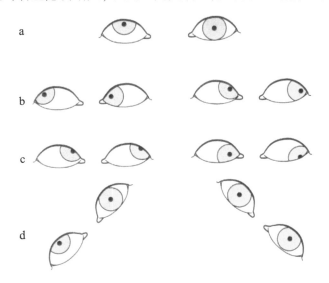

[经许可后改编自已出版章节:《神经病学与临床神经科学》,Schapira AHV(编者),费城;Mosby Elsevier;2007]

图 6　用 Bielschowski 检查方法发现患者为右眼第Ⅳ脑神经病变

---

① 经许可后改编自已出版的章节《神经病学与临床神经科学》,Schapira AHV(编者).费城 Mosby Elsevier,2007.

第三步，让患者在向左注视时先向上看再向下看；若向下注视时上隐斜加重，则表示斜肌无力；若向上注视时加重，则表示直肌无力（图6c）。因此本例为右上斜肌麻痹。

第四步检查严重程度，需要通过头部左倾来纠正垂直复视（图6d）。

这对急性麻痹的判断很有效，但对于长期患者，有拮抗作用的肌肉的调变可能会出现不同的异常。

【眶上裂综合征、眶尖综合征及海绵窦综合征】

当疾病累及颅前窝、颅中窝交界处的颅底区时，就会出现眼球运动、三叉神经功能障碍合并视神经病变。眶尖第Ⅲ、Ⅳ、Ⅵ脑神经和三叉神经眼支距离很近，疾病可能会使这些神经部分或全部的功能受损（图7）。当病变位于眶尖内，若视神经不受累，则称为眶上裂综合征（Rochon-Duvigneaud综合征）。由于三叉神经上颌支仍位于颅中窝内，所以窦侧壁下半部（图8）海绵窦的病变也有可能累及该神经（表2）。

已发表的文章报道了在130例眶上裂综合征患者中，71%为炎症性原因，只有8%是肿瘤性原因[2]。不同的是，在151例海绵窦病例中，35%是由外伤或神经外科手术引起的，30%是肿瘤性原因，23%是炎症性病变，12%是感染性或血管性原因。

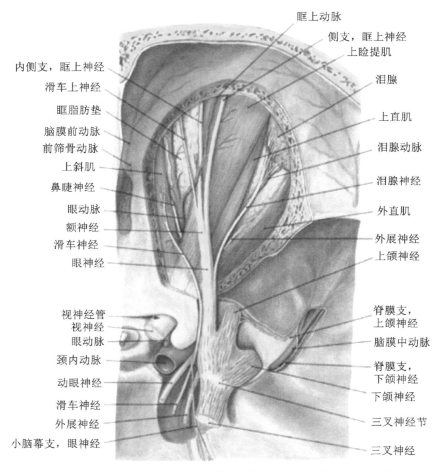

（摘自：Clemente CD. 经 Paulsen，Waschke 许可后转载. Sobotta 人体解剖学图谱第 15 版。
©爱思唯尔公司，慕尼黑：Urban & Fischer；2011）

图 7 眼眶的神经和动脉

表 2 眶尖和海绵窦病变的原因

炎症	结节病 特发性眼眶炎症性疾病 IgG4 病 肉芽肿性多血管炎 Churg–Strauss 综合征 SLE 巨细胞动脉炎 甲状腺相关性眼眶病变	
感染	细菌	结核菌、链球菌、葡萄球菌、放线菌、梅毒、假单胞菌、革兰氏阴性菌
	真菌	曲霉菌、毛霉菌
	病毒	水痘(通过眼神经带状疱疹) 蝶窦和筛骨鼻旁窦黏液囊肿
肿瘤	原发性	脑膜瘤 神经鞘瘤 胶质瘤 淋巴瘤
	继发性	转移瘤,如肺、乳腺、皮肤转移 淋巴瘤,白血病,鼻咽癌,鳞状细胞癌
血管性	海绵窦血栓形成 海绵窦瘘 颈内动脉海绵窦段动脉瘤	
创伤	直接创伤,如穿通伤、手术、眶骨骨折	

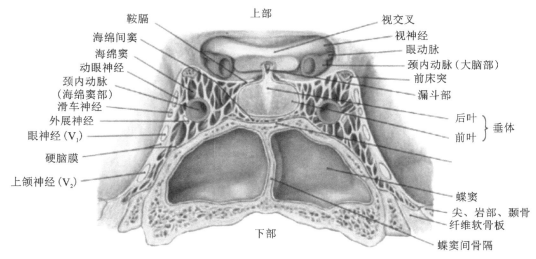

(摘自:Clemente CD. 经 Paulsen, Waschke 许可后转载. Sobotta 人体解剖学图谱第 15 版。

©爱思唯尔公司,慕尼黑;Urban & Fischer;2011)

图 8 海绵窦

参考文献

［1］Yeh S，Foroozan R. Orbital apex syndrome. Curr Opin Ophthalmol. 2004；15：490-498.

［2］Lenzi GL，Fieschi C. Superior orbital fissure syndrome. Review of 130 cases. Eur Neurol. 1977；16：23-30.

［3］Keane JR. Cavernous sinus syndrome；analysis of 151 cases. Arch Neurol. 1996；53：967-971.

附录 4

【视觉通路与视觉皮质层感知】

图 9 显示的是在每本眼科学和神经病学教科书中都可以看到的相同系列的视野缺陷。前视路从视网膜延伸到外侧膝状体核（LGN）。LGN 的内侧角和外侧角形成一侧的上下视野，后角则形成黄斑视觉。内、外侧角由脉络膜前动脉（由颈内动脉供应）供应，后角由脉络膜外侧动脉（由大脑后动脉供应）供应。LGN 非血管性病变与同侧偏盲相关，但孤立性血管性病变可能引起同侧扇形盲；当脉络膜外侧动脉受累时，会出现水平扇形盲；当脉络膜前动脉受累时，会出现象限内的扇形盲。动脉供应邻近结构，所以也可见轻偏瘫、偏身感觉障碍和视觉空间障碍；也称为"脉络膜前、外侧动脉综合征"。

后视路起源于 LGN 的突触后纤维，向后经过视辐射的颞、顶束到达枕叶的纹状皮质。因此，颞部病变可引起上象限盲，顶叶病变可引起下象限盲[1]。这两种盲都往往不是水平的，而是在水平子午线之上或之下[2]。

初级视皮质层对应胼胝体裂的上、下两缘，对应于布罗德曼 17 区。它被称为皮质层 V1 区。一束有髓纤维（Gennari 条纹）水平交叉形成纹状皮质层，接收来自 LGN 的所有传入纤维。视野的中心 10 度由 60% 的纹状皮质层供应，中心 30 度由 80% 的纹状皮质层供应，这一特征称为皮质层放大，可显著提高中心视力的敏锐度和清晰度。这里还有一些亮度和方向特异性神经元，增强了颜色辨别和运动功能。细胞投射到皮质 V2 区，与距状沟上、下方的 V1 区相邻，对应于布罗德曼 18 区。

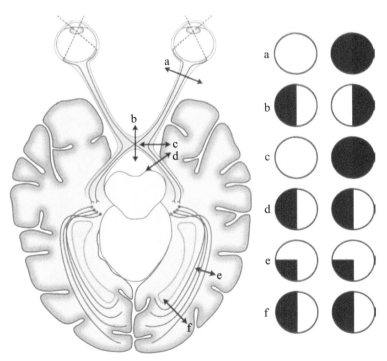

图 9 视野缺损及其损伤的位置

V2 区细胞穿过胼胝体向同侧的 V4 和 V5 投射，同时向另一侧的 V2 投射，并往返于前额叶运动和感觉区，然后到达有助于调节眼球运动的上丘。

皮质层区 V3 位于 V2 区上下，具有调控运动方向、形状和色彩的作用。

视觉"流"是从 V1 和 V2 投射出的通路，这些通路将视觉信息发送到视觉联合区。腹侧视觉"流"从 V1 开始，通过 V2 到 V4，然后到达下颞叶皮质区。腹侧视觉流与对形状、组成和深度（"内容"通路）的理解和识别有关；而背侧视觉流通过 V5 和 V6 到达后顶叶皮质区。这种空间通路与运动和空间意识相关（见 Balint 综合征）[3]。

V4 区位于枕前叶和颞后叶的舌回和梭状回，是腹侧通路的一部分。它负责对侧视野的完整轮廓，主管视觉识别功能。不同区域分别负责物体、面部和位置的识别，以及颜色的感知。腹侧流通路投射到颞下皮质（视觉区 TE）和后顶叶皮质层。这一区域病变可引起面部识别、阅读和颜色感知方面的障碍（见下文）。

颞下皮质层是腹侧通路的终点，具有识别复杂形状和物体的功能。

视觉区 V5 位于布罗德曼 19 区和 37 区的交界处（图 10）；90% 的神经元是方向敏感性的，负责运动感知。这一区域的病变会导致运动知觉障碍；在导致皮质性盲的病变中，若功能得以保留，则患者仍然能够感知运动，这被称为"盲视"（见下文）。

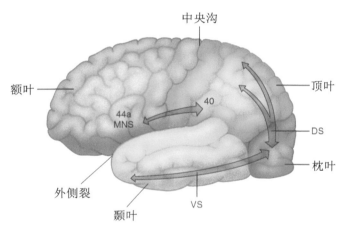

脑表面示意图显示了视觉相关的布罗德曼分区、背侧和腹侧流。

图 10　脑表面示意图

在运动和视觉刺激感知的其他方面依赖于深部核团的功能，例如中脑上丘和丘脑枕核。上丘的神经元与腹侧和背侧流相互作用，使眼球运动，以定位空间物体，并可以使眼球运动到偏盲视野中。

运动刺激位于偏盲视野的偏盲患者显示其对侧 V5 区激活，说明对侧 V5 区有运动识别功能，除非存在枕叶病变，否则是可以感知运动的[4]。

参考文献

[1] Kraft A, Grimsen C, Kehrer S, Bahnemann M, Spang K, Prass M, Irlbacher K, Kohnlein M, Lipfert A, Brunner F, Kastrup A, Fahle M, Brandt SA. Neurological and neuropsychological characteristics of occipital, occipito-temporal and occipito-parietal infarction. Cortex. 2014；56：38-50.

[2] Horton JC, Hoyt WF. Quadrantic visual field defects；a hallmark of lesions in extrastriate（V2/ V3）cortex. Brain. 1991；114：1703-18.

[3] Goodale MA, Milner DA. Separate visual pathways for perception and action. Trends Neurosci. 1992；15：20-25.

[4] Barleben M, Stoppel CM, Kaufmann J, Merkel C, Wecke T, Goertler M, Heinze HJ, Hopf JM, Schoenfeld MA. Neural correlates of visual motion processing without awareness in patients with striate cortex and pulvinar lesions. Hum Brain Mapp. 2015；36：1585-94.

【腹侧通路异常】

颜色识别

获得性全色盲表现为色觉缺失；患者看到的所有物体都是灰色的。

偏盲只影响半侧视野，且通常直到检查时才发现；同色板并不能检查出所有偏盲患者，患者会发现视线从一侧移到另一侧时，受影响的半侧视野中红色帽钉变成了灰色。有时上象限盲患者在同侧下象限会有色觉缺失。

全色盲是由舌回和梭状回的双侧病变引起的，常与邻近的知觉缺陷有关，如面孔失认症和地形失认症，如果病变位于优势半球，还会出现失读症[1, 2]。

颜色失认症是指患者能够区分颜色，但无法命名颜色，伴左枕叶病变，且与失读症有关。

颜色失认症患者能够区分不同的颜色，但不能给图上色，或者无法正确识别图画颜色是否涂得正确。这些病变也有可能位于左侧枕颞区，可能与失读症有关。

物体识别

视觉失认症是指不能识别以前认识的物体。患者不能重新学习知识。视觉失认症包含许多亚类，患侧脑区往往出现了广泛的损伤，常见于双边病变和退行性疾病，如阿尔茨海默病和后皮质萎缩。

面孔失认症是指无法识别以前熟悉的面孔。病变累及梭状回，为右侧或双侧。如上所述，它可能与全色盲和地形失认症有关。视野缺损往往是上象限盲，而非偏盲。患者也可能同时出现失认症、结构性运动障碍和视觉空间忽视[1]。

一些患者可以在病变发生之前识别他们熟悉的面孔，但在病变出现之后就不能认出熟悉的面孔；另一些患者则是情境性的，能够认出医院的医生，但当同一位医生走在街上时，便不能认出。患者要学会用其他方法来解决问题，如可以根据步态或手势以及声音来帮助识别。

阅读

有读写能力的人失去阅读能力，则称为后天失读症；中枢性失读症是指在视力没有受损的情况下出现阅读功能障碍。

对于单纯性失读症，患者不能阅读，但不会失去书写能力；严重的还包括不能识别符号、路标、数字和单个字母，轻症的则表现为在阅读长词或复杂词汇时速度变慢。这种情况与左侧病变有关，可引起半侧视野盲或上象限盲，也有可能出现偏侧色盲，以及不能对颜色和物体遗忘性命名。病变累及左侧颞顶联合区中下方[2]。

失读症通常是由于半侧视野的视觉信息与左半球的语言区无法连接，或伴左枕叶皮质区和胼胝体压部受累，或出现双侧枕叶病变。左侧角回相关性白质病变使视觉信息与语言区无法连接的情况并不常见，此时不会出现右侧偏盲。其他情况下，阅读障碍是由视觉失认症引起的，伴左侧梭状回病变。

偏盲性失读症可随着胼胝体压部损伤而出现；患者仅对侧半侧视野出现阅读困难[1]。

失读伴失写

患者既不能读，也不能写，但口头和听觉语言能力正常；与左侧角回病变有关。

地形失认症

无法辨认以往熟悉的地点，容易迷路。可以表现为地标失认症——与右腹侧颞枕部病变引起的面孔失认症和全色盲有关；也可以是路线记忆丧失，与右顶颞病变有关；或是"航向定位障碍"，无法根据视觉环境信息判断方向，伴扣带回后部病变。

【背侧通路异常】

脑运动盲

最不常见的是无法感知运动；大多数患者在感知复杂、移动的场景时，尤其是判断迎面物体（如街道上的汽车）的速度，或判断两个或多个物体的多个运动方向（以及相对速度）时，会出现视觉混乱。但也有患者可以感知低速物体，并判断运动方向。双侧病变可见于外侧枕颞区病变。

单侧颞外侧皮质损伤可能导致患者无法理解和处理对侧半侧视野的运动物体。这些疾病可见双侧病变。

Riddoch 综合征，又称盲视，其中皮质盲患者可以感知视野内的运动物体，发生在运动感知不受病变影响并能接收 LGN 刺激时，可以出现这种疾病。单侧病变也可见于这种情况，尽管这种情况更难确定[3]。

Balint 综合征

属于视觉空间障碍，表现为失认症、视觉性共济失调症和眼动失用症同时发生，是由双侧病变引起的，累及枕部、顶叶皮质和白质[1-3]。

同时性失认症是"能够理解整体的各个部分，但不能理解整体画面"，见于枕叶背侧病变。这种情况同样适用于理解复杂句子中的单词和字母，以及由多个部分组成的物体。患者无法完整地描述一张图片（如"盗窃饼干"图），但能够描述各个独立的部分。

视觉性共济失调是一种视觉导向性运动障碍，当不存在相关视野缺损、视觉空间或眼球运动障碍时，患者无法抓住视野周围区域的物体。单纯型与顶上小叶和顶内沟病变有关，顶内沟病变可以是单侧病变，但对侧病变更严重。检查方法是要求患者在事先不知道的情况下，触摸视野周围的手指、硬币或其他物体。

眼动失用症（或"精神性凝视麻痹"）是指无法根据指令自行扫视，但可以不自觉地进行扫视，例如寻找意外视觉或听觉刺激的来源时，患者不会根据命令向右或向左看，但如果检查者突然将手放在右侧或左侧视野时，患者就会向右或向左看。

立体视觉

枕顶叶区的双侧或单侧损伤可能损害辨别深度（一个物体低于另一物体，或一个更远）的能力。患者主诉他们的视野是二维的，还经常出现其他视觉空间缺陷。

视觉空间忽视

这是一种常见的伴大右半球（非显性）卒中疾病。患者不能注意到对侧的刺激，这与另一侧顶叶的病变有关，尤其是角回和海马旁区域[4]，但也有患者与颞上回有关。所有患者都有半侧视野缺损的表现。

视觉消退指的是只对同侧同时的刺激出现半侧视野缺损。最近的一项 fMRI 研究表明，这不是一种忽视性疾病，而是病侧代偿性增强[5]。

皮质性盲

皮质性盲表现为双侧纹状体皮质受损，患者视力丧失。有些人否认这一事实；Anton's 综合征指的是患者否认失明。病因尚不清楚，可能是先天性感觉性疾病，或与失忆障碍有关，或由于残余运动感知（如 Riddoch 现象）引起。不会出现视动性眼球震颤，视动性眼球震颤传统上是用来区分真盲患者和视觉功能障碍患者的。瞳孔反应无异常。

【阳性视觉现象】

持续后像是指后像的异常持续，可以是暂时性的，也可以是慢性的。通常在注视点只能看到单一图像，但也有可能复制整个视野的完整图像。另一些则属于情境性的，例如将一张见过的脸复制到周围所有人的脸上[2, 6]。

阳性视觉现象常见于代谢性疾病，例如非法药物中毒或抗精神病药物，也见于精神病。病灶位置尚不清楚，不过病例报告显示病变在两侧颞叶、顶叶和枕叶扩散。常有视野缺损表现。可能与其他空间错觉有关，如视物显小症或视物变形，以及面孔失认症和全色盲。另一些病例的影像学检查结果可能显示为正常，病因可能是癫痫或偏头痛；研究证明抗惊厥药物对这些症状是有效的[6]。

视物显多症与持续后像有关,可在皮质盲视力恢复期间(例如脑炎后)发病,也可能与其他视觉感觉障碍有关。

视幻觉

简单的幻觉表现为色彩或闪光,简单的形状(如线条或图案);复杂的则包括形状、物体、动物,甚至是场景。也常见于醉酒状态和神经退行性疾病,例如,患有皮质路易体病的患者会看到房间里有人,或与他们同床共枕,或者看到藏在花园里的孩子。

Charles-Bonnet 综合征可见于任何原因引起的视力低下(甚至是白内障)的老年患者,且在社会孤立性患者中更常见。幻觉通常是精细的几何形状(如墙纸)或分支图案。患者通常能够意识到这些不是真实存在的,也很少受到情感上的干扰。通常情况下,他们先闭上眼睛,然后再睁开,这样幻觉就会消失[7]。

手足幻觉与 rostal 中脑损伤同时出现,发病急剧,令人恐惧。患者长时间遭受恐惧的折磨,他们觉得自己是幻觉的一部分,幻觉里可能有恶人、蛇等类似物像,或者是具有时代特征的全景场景或科幻戏剧场景。幻觉往往在晚上出现。由脑干梗死引起的幻觉,症状往往会在几周内消退,但也有可能是慢性的[7]。

枕叶癫痫和偏头痛相关的视觉障碍详见案例 46。

参考文献

[1] Barton JJS. Disorders of higher visual processing. In: Kennard C, Leigh RJ, editors. Handbook of clinical neurology, vol. 102; 2011. 223-261.

[2] Rizzo M, Barton JJS. Central disorders of visual function. In: Miller NR, Newman NJ, editors. Walsh and Hoyt's clinical neuro-ophthalmology. 6th ed. Philadelphia: Lippincott, Williams & Watkins; 2005. 584-621.

[3] Ffytche DH, Blom JD, Catani M. Disorders of visual perception. J Neurol Neurosurg Psychiatry. 2010; 81: 1280-1287.

[4] Mort DJ, Malhotra P, Mannan SK, Rorden C, Pambakian A, Kennard C, Husain M. The anatomy of visual neglect. Brain. 2003; 126: 1986-1997.

[5] Umarova RM, Saur D, Kaller CP, Vry MS, Glauche V, Mader I, Hennig J, Weiller C. Acute visual neglect and extinction: distinct functional state of the visuospatial attention system. Brain. 2011; 134: 3310-3325.

[6] Gersztenkorn D, Lee AG. Palinopsia revamped: a systematic review of the literature. Surv Ophthalmol. 2015; 60: 1-35.

[7] Manford M, Andermann F. Complex visual hallucinations. Clinical and neurobiological insights. Brain. 1998; 121: 1819-1840.